新
てんかんテキスト
ーてんかんと向き合うための本ー

改訂第 2 版

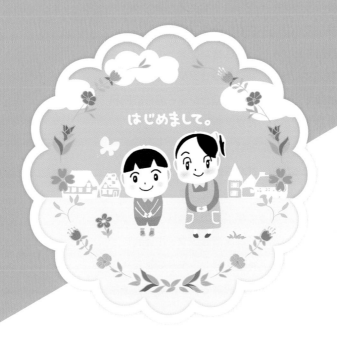

はじめまして。

編集

井上有史・池田　仁
静岡てんかん・神経医療センター

南江堂

執筆者一覧

編　集

井上　有史　　静岡てんかん・神経医療センター臨床研究部
池田　　仁　　静岡てんかん・神経医療センター脳神経内科

執　筆（執筆順）

池田　　仁　　静岡てんかん・神経医療センター脳神経内科
西田　拓司　　静岡てんかん・神経医療センター精神科
山口　解冬　　静岡てんかん・神経医療センター小児科
井田久仁子　　静岡てんかん・神経医療センター小児科
高橋　幸利　　静岡てんかん・神経医療センター小児科
池田　浩子　　静岡てんかん・神経医療センター小児科
川口　典彦　　静岡てんかん・神経医療センター脳神経内科
重松　秀夫　　静岡てんかん・神経医療センター小児科
美根　　潤　　静岡てんかん・神経医療センター小児科
松平　敬史　　静岡てんかん・神経医療センター脳神経内科
徳本健太郎　　静岡てんかん・神経医療センター脳神経内科
大松　泰生　　静岡てんかん・神経医療センター小児科
梅谷　啓太　　福岡大学病院脳神経内科
福岡　正隆　　静岡てんかん・神経医療センター小児科
米山　美紀　　静岡てんかん・神経医療センター看護部
寺田　清人　　てんかんと発達の横浜みのる神経クリニック
今井　克美　　静岡てんかん・神経医療センター小児科
近藤　聡彦　　静岡てんかん・神経医療センター脳神経外科
笠井　良修　　静岡てんかん・神経医療センター心理療法室
山﨑　美鈴　　静岡てんかん・神経医療センター発達支援室
荒木　保清　　静岡てんかん・神経医療センター脳神経内科
芳村　勝城　　静岡てんかん・神経医療センター小児科
臼井　直敬　　静岡てんかん・神経医療センター脳神経外科
本山　りえ　　静岡てんかん・神経医療センター臨床研究部
野中与志子　　静岡てんかん・神経医療センター精神科
西村　亮一　　東京大学大学院精神科
小池　敬義　　大牟田市立病院小児科

加藤　浩充　　国立長寿医療研究センター薬剤部

山本　吉章　　静岡てんかん・神経医療センター薬剤部

杉山　尭紀　　静岡てんかん・神経医療センター薬剤部

福島悠太郎　　静岡てんかん・神経医療センター薬剤部

日吉　俊雄　　静岡てんかん・神経医療センター精神科

矢嶋　隆宏　　静岡てんかん・神経医療センター薬剤部

市川　尚己　　鈴鹿回生病院脳神経外科

原　　稔枝　　名古屋医療センター看護部

飛野　　矢　　静岡てんかん・神経医療センター栄養管理

久保田英幹　　日本橋神経クリニック

杉山　実貴　　静岡てんかん・神経医療センター看護部

堀　　友輔　　静岡てんかん・神経医療センター医療福祉相談室

平松　文仁　　静岡てんかん・神経医療センターリハビリテーション科

漆畑　暁子　　静岡てんかん・神経医療センターリハビリテーション科

木村　記子　　なにわ生野病院心療内科

藤森　潮美　　静岡てんかん・神経医療センター療育指導室

堀　　麻由乃　静岡てんかん・神経医療センター療育指導室

杉山　　修　　西村医院小児科

橋本　睦美　　静岡てんかん・神経医療センター医療福祉相談室

長田　英喜　　静岡てんかん・神経医療センターリハビリテーション科

石原己緒光　　静岡てんかん・神経医療センター看護部

豊泉三枝子　　静岡てんかん・神経医療センター看護部

田尻　　浩　　静岡てんかん・神経医療センター看護部

堀田　真子　　静岡てんかん・神経医療センター医療福祉相談室

山崎　悦子　　静岡てんかん・神経医療センター脳神経内科

大谷　英之　　静岡てんかん・神経医療センター小児科

谷津　直美　　静岡てんかん・神経医療センター看護部

井上　有史　　静岡てんかん・神経医療センター臨床研究部

主なてんかん治療薬一覧

※ご使用の際には添付文書をご確認ください.

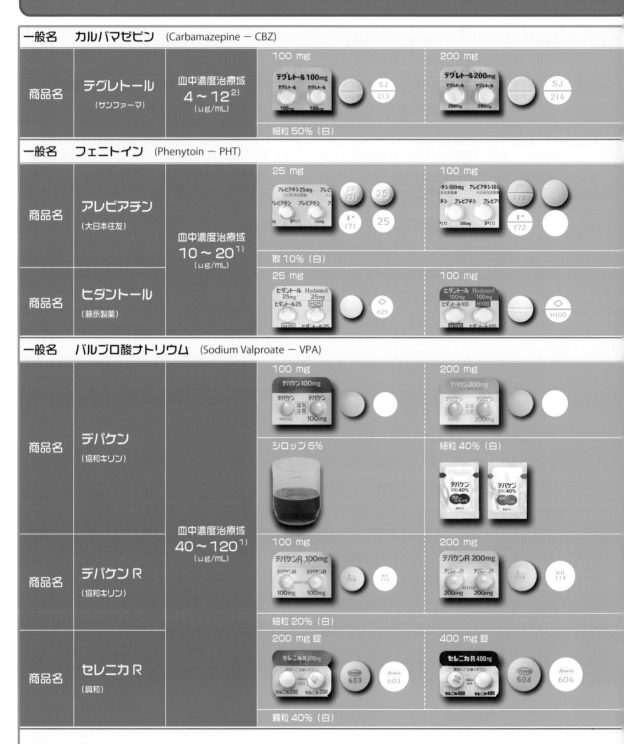

一般名	カルバマゼピン （Carbamazepine － CBZ）				
商品名	テグレトール （サンファーマ）	血中濃度治療域 4〜12[2] （μg/mL）	100 mg		200 mg
			細粒50%（白）		

一般名	フェニトイン （Phenytoin － PHT）				
商品名	アレビアチン （大日本住友）	血中濃度治療域 10〜20[1] （μg/mL）	25 mg		100 mg
			散10%（白）		
商品名	ヒダントール （藤永製薬）		25 mg		100 mg

一般名	バルプロ酸ナトリウム （Sodium Valproate － VPA）				
商品名	デパケン （協和キリン）	血中濃度治療域 40〜120[1] （μg/mL）	100 mg		200 mg
			シロップ5%		細粒40%（白）
商品名	デパケンR （協和キリン）		100 mg		200 mg
			細粒20%（白）		
商品名	セレニカR （興和）		200 mg錠		400 mg錠
			顆粒40%（白）		

1) 製品インタビューフォーム
2) 日本神経学会（監修）：てんかん診療ガイドライン2018, 医学書院, p.124, 2018
3) Summary of antiepileptic drugs available in the United States of America, Epilepsy currents, 2018, 18.4_suppl：1-26

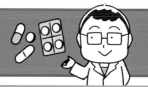

一般名	フェノバルビタール	(Phenobarbital — PB)				
商品名	フェノバール （藤永製薬）	血中濃度治療域 10 ～ 25[1] （μg/mL）	30 mg		フェノバールエリキシル 0.4%	散 10%（淡紅色）
商品名	ワコビタール 坐剤 （高田製薬）	血中濃度治療域 10 ～ 25[1] （μg/mL）	30 mg 100 mg 15 mg 坐剤あり		50 mg	

一般名	ゾニサミド	(Zonisamide — ZNS)				
商品名	エクセグラン （大日本住友）	血中濃度治療域 10 ～ 40[1] （μg/mL）	100 mg		散 20%（白）	

一般名	トピラマート	(Topiramate — TPM)				
商品名	トピナ （協和キリン）	血中濃度治療域 5 ～ 20[2] （μg/mL）	25 mg 100 mg		50 mg	

一般名	ジアゼパム	(Diazepam — DZP)				
商品名	ホリゾン （セルシン） （丸石製薬）	血中濃度治療域 0.15 ～ 0.5[1] （μg/mL）	2 mg		5 mg	
商品名	ダイアップ 坐剤 （高田製薬）		散 1%（白） 4 mg 10 mg		6 mg	

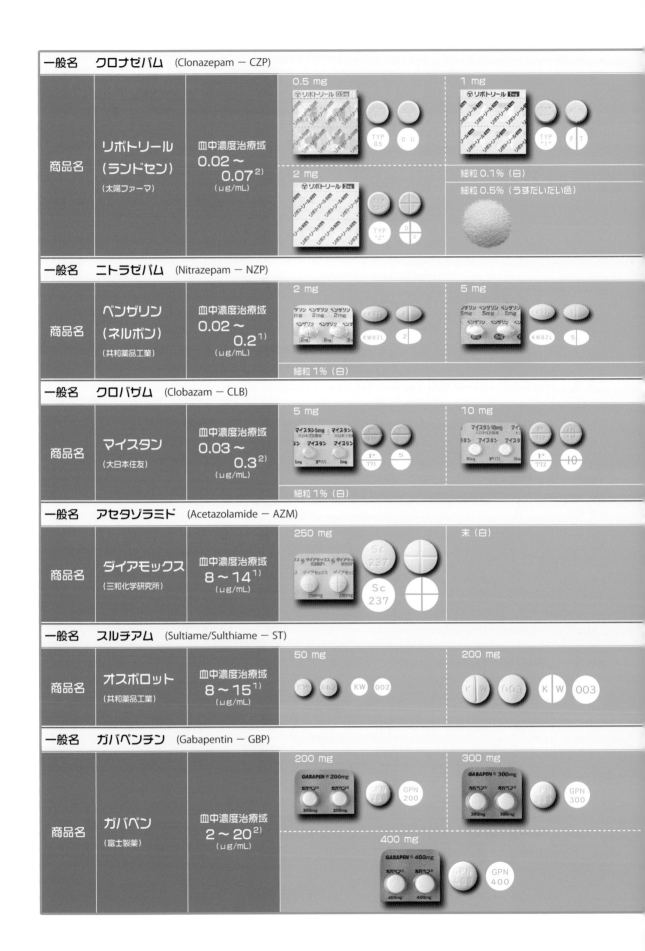

一般名　クロナゼパム　(Clonazepam — CZP)

| 商品名 | リボトリール
（ランドセン）
（太陽ファーマ） | 血中濃度治療域
0.02 〜
0.07[2]
（μg/mL） | 0.5 mg / 1 mg / 2 mg / 細粒 0.1%（白）/ 細粒 0.5%（うすだいだい色） |

一般名　ニトラゼパム　(Nitrazepam — NZP)

| 商品名 | ベンザリン
（ネルボン）
（共和薬品工業） | 血中濃度治療域
0.02 〜
0.2[1]
（μg/mL） | 2 mg / 5 mg / 細粒 1%（白） |

一般名　クロバザム　(Clobazam — CLB)

| 商品名 | マイスタン
（大日本住友） | 血中濃度治療域
0.03 〜
0.3[2]
（μg/mL） | 5 mg / 10 mg / 細粒 1%（白） |

一般名　アセタゾラミド　(Acetazolamide — AZM)

| 商品名 | ダイアモックス
（三和化学研究所） | 血中濃度治療域
8 〜 14[1]
（μg/mL） | 250 mg / 末（白） |

一般名　スルチアム　(Sultiame/Sulthiame — ST)

| 商品名 | オスポロット
（共和薬品工業） | 血中濃度治療域
8 〜 15[1]
（μg/mL） | 50 mg / 200 mg |

一般名　ガバペンチン　(Gabapentin — GBP)

| 商品名 | ガバペン
（富士製薬） | 血中濃度治療域
2 〜 20[2]
（μg/mL） | 200 mg / 300 mg / 400 mg |

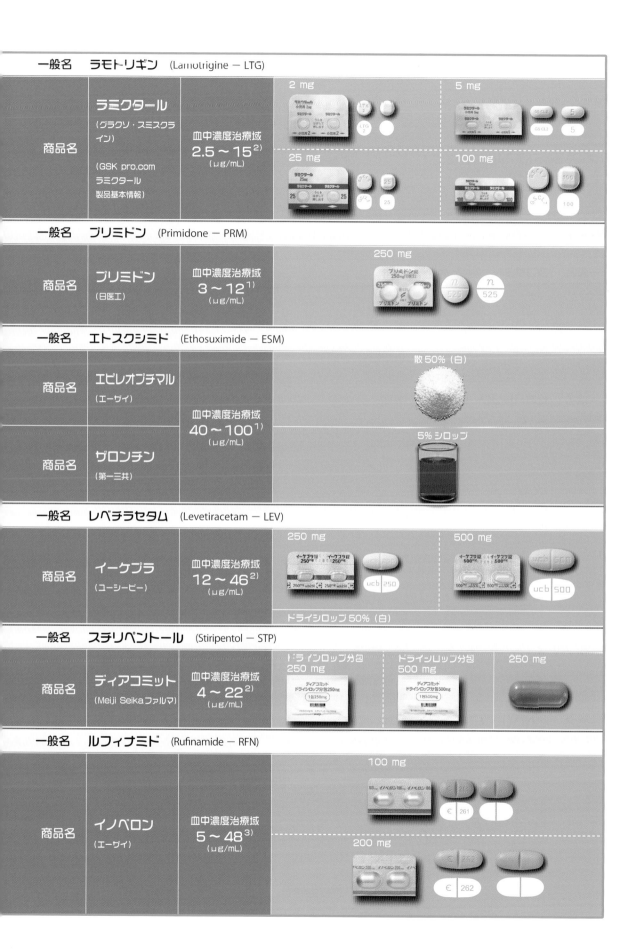

一般名	ラモトリギン (Lamotrigine − LTG)		
商品名	ラミクタール （グラクソ・スミスクライン） （GSK pro.com ラミクタール 製品基本情報）	血中濃度治療域 2.5 ～ 15 [2] （μg/mL）	2 mg / 5 mg / 25 mg / 100 mg

一般名	プリミドン (Primidone − PRM)		
商品名	プリミドン （日医工）	血中濃度治療域 3 ～ 12 [1] （μg/mL）	250 mg

一般名	エトスクシミド (Ethosuximide − ESM)		
商品名	エピレオプチマル （エーザイ）	血中濃度治療域 40 ～ 100 [1] （μg/mL）	散 50%（白）
商品名	ザロンチン （第一三共）		5% シロップ

一般名	レベチラセタム (Levetiracetam − LEV)		
商品名	イーケプラ （ユーシービー）	血中濃度治療域 12 ～ 46 [2] （μg/mL）	250 mg / 500 mg ドライシロップ 50%（白）

一般名	ステリペントール (Stiripentol − STP)		
商品名	ディアコミット （Meiji Seika ファルマ）	血中濃度治療域 4 ～ 22 [2] （μg/mL）	ドライシロップ分包 250 mg / ドライシロップ分包 500 mg / 250 mg

一般名	ルフィナミド (Rufinamide − RFN)		
商品名	イノベロン （エーザイ）	血中濃度治療域 5 ～ 48 [3] （μg/mL）	100 mg / 200 mg

| 一般名 | ペランパネル | (Perampanel － PER) | | | |

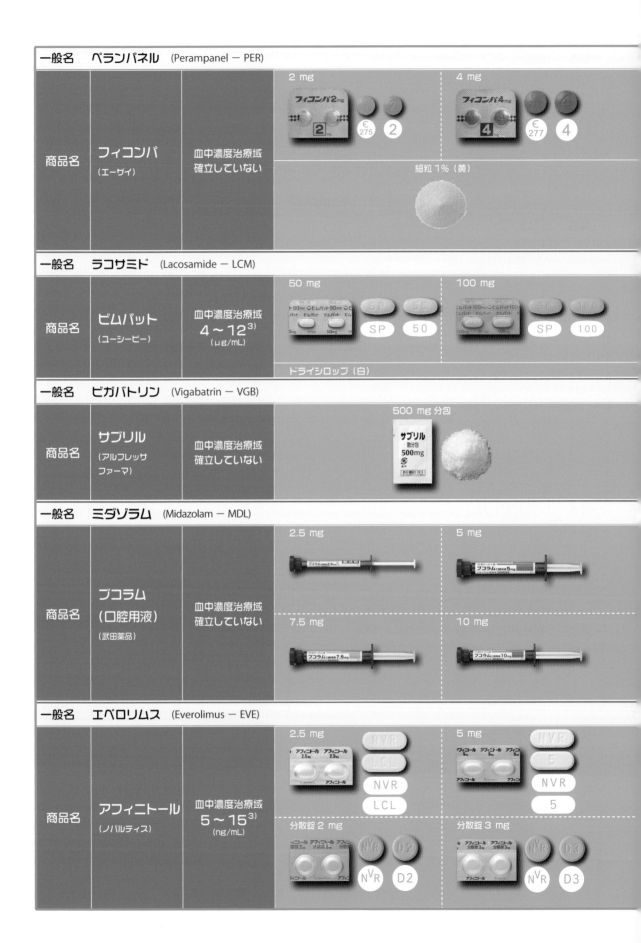

			2 mg	4 mg
商品名	フィコンパ （エーザイ）	血中濃度治療域 確立していない		
			細粒 1％（黄）	

| 一般名 | ラコサミド | (Lacosamide － LCM) |

			50 mg	100 mg
商品名	ビムパット （ユーシービー）	血中濃度治療域 4～12³⁾ （µg/mL）		
			ドライシロップ（白）	

| 一般名 | ビガバトリン | (Vigabatrin － VGB) |

			500 mg 分包
商品名	サブリル （アルフレッサ ファーマ）	血中濃度治療域 確立していない	

| 一般名 | ミダゾラム | (Midazolam － MDL) |

			2.5 mg	5 mg
商品名	ブコラム （口腔用液） （武田薬品）	血中濃度治療域 確立していない		
			7.5 mg	10 mg

| 一般名 | エベロリムス | (Everolimus － EVE) |

			2.5 mg	5 mg
商品名	アフィニトール （ノバルティス）	血中濃度治療域 5～15³⁾ （ng/mL）		
			分散錠 2 mg	分散錠 3 mg

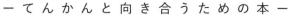

新てんかんテキスト
—てんかんと向き合うための本—

まえがき

　本書の第1版は，1991年に初版（1999年改訂第2版）の「てんかんテキスト—理解と対処のための100問100答」（清野昌一，八木和一 著）の新版として，2012年に出版されました．旧版同様，多くの方に手にとっていただき，感謝しています．9年がすぎ，新たな薬物の登場，てんかんの国際分類やガイドラインの変更などがあり，内容を更新する必要が生じたため，改訂第2版としてお届けします．最初の出版からは20年の節目になります．

　前回同様，国立病院機構静岡てんかん・神経医療センターのスタッフが，てんかんの診断・治療・ケアに関する役に立つ情報をできるだけ具体的にわかりやすく説明するよう努めました．てんかんのある人とその家族，てんかんのケアにかかわる人，医療関係の人，そしててんかんについて知りたい一般の人を念頭に記述しています．イラストは渡邊真介（看護師，イラストレーター）が内容に合わせて描き直しました．

　本書が，てんかんという病気の時代に即した理解と克服に役立つことをこころより願っています．

　南江堂の達紙優司さん，米田博史さん，一條尚人さんには大変お世話になりました．記して感謝申し上げます．

　2021年晩夏

井上有史，池田　仁

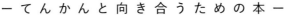

新てんかんテキスト
－てんかんと向き合うための本－

 ## 初版のまえがき

　本書は，「てんかんテキスト－理解と対処のための100問100答」の新版です．旧版は1991年に初版が，1999年に改訂第2版が出版され，てんかんという病気の理解，そしてこの病気をとりまく種々の問題に向き合うのに役立つ書籍として愛されてきました．しかし時代が進み，現在の医療事情や社会状況に合わない部分が多くなっていました．

　とくに診断技術の進歩，治療法の進展が大きな変化です．画像診断の技術革新で，今まで分からなかったてんかんの病因がみつかるようになってきました．また遺伝子診断法の進歩は，まだ途上ではありますが，てんかんの診断に大きな変化を起こしつつあります．薬物治療では，最近5年間に4つの新薬が使用可能になり，これまでの薬と合わせて，より安全で効果的な治療の選択が可能になってきました．食事療法も見直されています．外科治療では小児への適用が広がり，また迷走神経刺激法などの新しい治療法も行われるようになっています．

　一方，医療の構造も少しずつ変わっています．良い面も良くない面もありますが，時代に合わせて，より望ましい対処法を探っていかなければなりません．障害者を取り巻く福祉制度や道路交通法の改正などの大きな変化もありました．病気のある人や病気に関わる人の意識も変化してきているでしょう．2011年の大震災では，病気に取り組む姿勢を改めて問われました．

　そこで執筆者を一新し，新たな知見や新しい薬の情報を盛り込み，最新のてんかん解説書として，医療関係者，てんかんのケアに関わる人，てんかんのある人とその家族，そしててんかんについて知りたい一般の人のために，新たに書き下ろしたのが本書です．

　執筆に取り組んだのは，国立病院機構静岡てんかん・神経医療センター（旧・国立療養所静岡東病院）のスタッフです．毎日，てんかんのある人のケアに取り組む中で，多くの人に知っていただきたいと実感した項目を選び出し，役に立つ情報をできるだけ具体的に分かりやすく説明するように努めました．執筆者が多岐にわたるため，文体が揃わない部分や重複する箇所があるかもしれません．しかし，重複するのは本当に知っていただきたい内容だとご理解ください．なお，装幀は渡邊真介が行いました．

　本書が，てんかんという病気の理解と克服に役立つことをこころより願っています．できれば今後も，時代に合わせた内容に調整していきたいと考えています．どうぞ皆様のご意見もお寄せください．

　なお，南江堂の達紙優司さん，千田麻由さんには大変お世話になりました．記して感謝申し上げます．

　2012年春

井上 有史，池田　仁

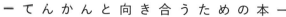

新てんかんテキスト
－てんかんと向き合うための本－

もくじ

第2章　てんかんの種類

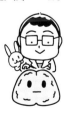

第3章　てんかんの診断

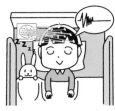

第4章　発作以外の病気・症状

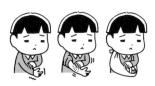

第5章　てんかんの治療

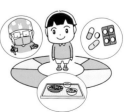

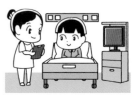

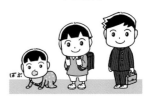

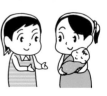

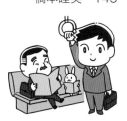

付録　てんかんについてもっと詳しく知りたい人のために

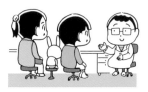

第1章

てんかんとは何か

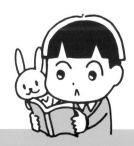

1 てんかんとはどのような病気か

てんかんは脳の病気です

　てんかんは，てんかん発作を繰り返して起こす脳の病気です．そして，てんかんの結果，あるいはてんかん発作に伴い神経学的・心理的・社会的な影響がみられます．

　ふだん脳は，ほかの神経細胞の活動を興奮させる神経細胞（興奮系）と抑制する神経細胞（抑制系）がバランスを取りながら活動しています．そのバランスが崩れ，脳で過度に同期した異常な興奮性の神経活動が一時的に生じると，てんかん発作が起こります．つまり，てんかんがあるということは，発作を引き起こす興奮しやすい神経細胞のネットワークが脳のなかに存在することを意味します．通常，てんかん発作が2回以上繰り返した場合，てんかんと診断します．しかし，1回のてんかん発作だけでも，脳波検査やMRI検査などから2回目の発作が起こる可能性が高いと判断されれば，てんかんと診断することがあります．

　脳には，見る，聞く，話す，動く，感じる，考えるなど様々な機能が備わっています．てんかん発作は，興奮性の神経活動が起こる脳の部位や広がり方に応じた様々な症状が出現します．しかし一人ひとりの患者さんの発作症状は同じパターンで出現し，発作のたびに変わっていくようなことはありません．

生活に影響を及ぼすことがあります

　てんかんのある人は発作によって怪我や事故に合う危険があります．一方，てんかんがあることで日常生活に制限を強いられたり，周囲の人から誤解を受けたりすることがあります．いろいろな原因で発達が遅れる，知的障害や運動障害を合併する，記憶力が低下する，学業が振るわなくなることもあるかもしれません．またイライラしたり，気分が落ち込んだりすることもあります．就職や資格・免許を取ろうとするときに困難に直面する人もあります．このようにてんかんは，日常生活，社会生活に影響を及ぼすことが珍しくありません．

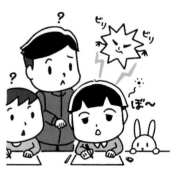

発作は日常生活，社会生活に影響を及ぼします．

誰にでも起こりうるありふれた病気です

　てんかんは，性別や人種を問わず，赤ちゃんから高齢者までどの年代の人にも発病します．発病率は人口10万人あたり年間約60人です．なかでも小児期，

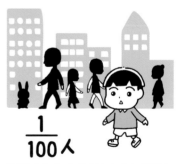

$\frac{1}{100}$人

100人に1人がてんかんに罹患しています．

とくに3歳以下と高齢期で発病率が高いです．高齢者で発病が多いのは，その年代に多い脳血管障害が背景にあると考えられています．

有病率とは，ある時点における人口あたりの患者さんの数のことです．てんかんの有病率は約0.5〜1%とされているので，100人いれば約1人はてんかんに罹患していることになります．累積発病率とは，一生のうちにてんかんを経験する患者さんの割合です．出生から20歳までのてんかんの累積発病率は約1%ですが，75歳までの累積発病率は約3%に達します．つまり75歳までの間に100人中約3人がてんかんを発病することになります．このように，てんかんは決してまれな病気ではありません．

てんかんの種類

てんかん発作は，脳の一部分のネットワークから興奮性の神経活動が始まる焦点発作と左右の脳をいっせいに巻き込む全般発作に分けられます．てんかんは，焦点発作がある焦点てんかん，全般発作がある全般てんかん，焦点発作と全般発作の両方がある全般焦点合併てんかんに分かれます（詳しくは第2章をご参照ください）．

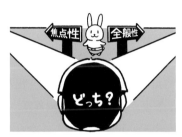

てんかん発作は焦点性と全般性に分けられます．

てんかんの経過

小児期に発症するてんかんのなかには，年齢が経つと自然に治るてんかんがあります．このように自然に治っていくてんかんは約20%あるといわれています．残りの患者さんでは長期の治療が必要となります．薬物治療を受けたてんかん患者さんの約70%では発作が止まります．しかし残りの約30%の患者さんは，薬物治療では発作が十分には止まらず，外科治療など薬物治療以外の治療方法も検討されることがあります．

てんかんとよく似た発作のある病気

てんかんとよく似た発作があるため間違われやすい病気があります．乳幼児の熱性けいれん，青年・成人の失神や心因性非てんかん性発作，高齢者の一過性脳虚血発作，睡眠関連障害などがあります．たとえば，失神は脳の血流が一時的に低下することで起こり，心因性非てんかん性発作は心理的ストレスが引き金となります．これらはてんかんとは別の病気であり，病気の成り立ちも治療方法も異なります．

また，脳が急に大きな影響をこうむった場合（たとえば，脳の激しい打撲，脳炎，脳出血など）にも発作が起こります．これを急性症候性発作といい，てんかんとは区別して扱います．その多くは一時的で，のちに発作が繰り返すようになる（つまり，てんかんという病気になる）のは10%以下です．

[西田 拓司]

2 てんかんの原因

てんかんの原因の種類は？

てんかんの原因は，頭部外傷，脳の先天性形成異常，脳炎など脳に器質的障害がある（＝具体的な原因がある）場合と，体質や遺伝的素因が関与していると考えられる場合があります．前者については，以前は症候性，最近は原因のタイプによって構造的，感染性，代謝性，免疫性などと呼ばれています．後者については，特発性，または素因性と呼ばれています．

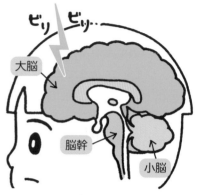

大脳の異常な電気活動により発作が生じます．異常な電気活動が起こる原因は様々です

脳に器質的障害がある（＝具体的な原因がある）てんかんでは，頭部外傷，出生時の低酸素脳症，脳腫瘍，脳の先天性形成異常，脳炎・髄膜炎，代謝障害，自己免疫疾患など様々な原因があります．50歳以上でてんかんを発病した患者さんでは，脳梗塞をはじめとした脳血管障害が原因となることが多いです．このようなてんかんでは，大脳の一部，もしくは全体に病変（病巣）が存在し，その病変あるいはその周辺にてんかん発作を生み出す異常な電気活動が出現します．MRIなどの画像検査でわかる病変もありますが，わからないほど小さな病変の場合もあります．病変の場所によっては手術で治療できることがあります．

素因性（特発性）てんかんは，てんかんの原因となるような病変を認めず，むしろてんかんになりやすい体質，あるいは遺伝素因を持つことにより発病します．素因性てんかんは，特定の遺伝子異常がわかっているものもありますが，ほとんどの場合はわかっていません．てんかん発作がはじめて出現した年齢や特徴的な発作のタイプからいくつかの種類に分類されます．たとえば，中心・側頭部に棘波を持つ小児てんかん，小児欠神てんかん，若年ミオクロニーてんかんなどがあります．一般に抗てんかん薬がよく効き，発作は止まりやすいといわれています．経過が良好であれば，一度開始した内服薬を減量・中止することもできますが，なかには薬剤中止後の再発率が高いタイプもあります． [西田 拓司]

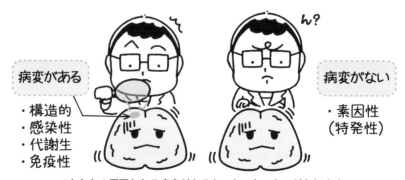

病変がある
・構造的
・感染性
・代謝生
・免疫性

病変がない
・素因性
（特発性）

てんかんの原因となる病変があるものと，ないものがあります．

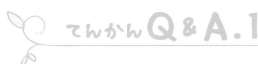

Q 発作を引き起こす急性の疾患は？

A

　発作性の症状は様々な原因で生じますが，てんかん以外の急性疾患が原因で生じるてんかん発作を急性症候性発作といいます．とくに多いのはけいれん発作です．原因となる急性疾患としては，①頭蓋内出血，脳血管障害，外傷など，②感染症，③離脱症状，④脳腫瘍，⑤代謝疾患などがあげられます（**表1**）．

　急性症候性発作は，急性疾患と時間的に近接して起こるのが特徴です．たとえば，頭部外傷や脳血管障害の場合は，発症後7日以内，大部分は24時間以内に発作が出現します．

　発作はいずれの年代でもみられますが，新生児期と高齢者で多くみられます．新生児期の原因としては感染症や代謝異常が多く，乳幼児期には熱性けいれんや軽症下痢に伴う良性乳児けいれんが多くみられます．高齢者では脳血管障害が原因の半分以上を占めています．

　治療としては，原因となる急性疾患を治すことが必要となりますが，発作に対して抗てんかん薬を使用することもあります．

表1．急性症候性発作の原因となる急性疾患

1. 頭蓋内出血, 脳血管障害など	6. 代謝疾患
被虐待児 頭部外傷 もやもや病 脳動静脈奇形 脳梗塞 静脈洞血栓症	低血糖症（ケトン性低血糖など） 低カルシウム血症（副甲状腺機能低下症など） 低ナトリウム血症，高ナトリウム血症 肝不全，尿毒症 先天性代謝異常症 　　アミノ酸代謝異常症 　　脂肪酸代謝異常症 　　糖代謝異常症 　　ライソゾーム病 　　ミトコンドリア異常症
2. 感染症	
細菌性髄膜炎 脳膿瘍 結核性髄膜炎 ウイルス性脳炎 急性脳症（ライ症候群など） 亜急性硬化性全脳炎 溶血性尿毒症症候群 寄生虫症	**7. 機能性けいれん性疾患**
	熱性けいれん 良性乳児けいれん 軽症下痢に伴う良性乳児けいれん 憤怒けいれん
3. 炎症性疾患	**8. 中　毒**
急性散在性脳脊髄炎 血管炎（全身性エリテマトーデスなど）	テオフィリンなど 薬物誤飲
4. 離脱症状	**9. その他**
アルコール 薬物離脱症候群（抗けいれん薬, 向精神薬など）	循環器疾患に伴うけいれん（不整脈など）
5. 脳腫瘍	

急性症候性発作が治癒したあとに，てんかんを発症することもあります．急性疾患による脳への損傷が原因と考えられますが，遺伝的素因が関与している可能性もあります．たとえば，頭部外傷後に発病する焦点てんかんは，てんかんの家族歴のある場合のほうがない場合に比べて発病率が高いといわれています．

　急性症候性発作は様々な原因で生じるため，医療機関で正しい診断のもとに適切な治療を受けることが重要です．

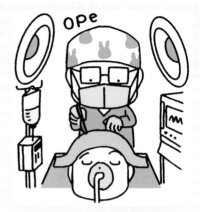

まずは原因となる急性疾患を治すことが必要です．

[山口 解冬]

てんかん Q & A . 2

Q 遺伝子異常がわかれば治療できるのでしょうか？

A

　てんかんを引き起こす責任遺伝子，感受性遺伝子として知られているものには，膜電位の変化やシグナル伝達を担うイオンチャネルの構成にかかわる遺伝子，神経系の分化・発達にかかわる遺伝子，神経伝達物質の合成，放出，再吸収などにかかわる遺伝子があります．これらの単一もしくは複数の異常がてんかんを引き起こすと考えられています．イオンチャネル関連の遺伝子異常では，K$^+$チャネル遺伝子（*KCNQ2, KCNQ3*），Na$^+$チャネル遺伝子（*SCN1A, SCN1B, SCN2A*），ニコチン性アセチルコ

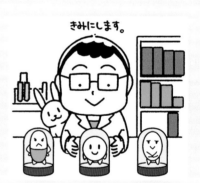

有効な薬をより早く，安全に選択できるようになります．

リン受容体遺伝子（*CHRNA4, CHRNB2, CHRNA2*），GABA$_A$受容体遺伝子（*GABRG2, GABRA1*），Ca^{2+}チャネル遺伝子（*CACNA1H, CACNB4, CACNA1A*）などが知られています．脳形成と関連する遺伝子では，*LIS1, DCX, TUBA1A, RELN, FLNA, ARFGEF2, GPR56, SRPX2, TSC1, TSC2, ARX* などが知られています．また，先天性代謝異常のなかには，てんかん発作を主症状とするものもあります．

しかし，これらの遺伝子異常があるとわかったとしても，その遺伝子異常自体を修正して，てんかんを治療するということは現時点では困難です．

けれども，ドラベ症候群のように Na^+ チャネルの異常が原因で引き起こされているてんかんでは，Na^+ チャネルに作用するカルバマゼピン，ラモトリギン，フェニトインが発作を増悪させることが知られていて，遺伝子異常を知ることで症状を増悪させる薬剤を避けて，有効な薬剤をより早く，より安全に選択することが可能となることがあります．

先天性代謝異常のなかには，その病態を治療することでてんかん発作にもよい影響が出る場合があり，ゴーシェ病などへの酵素補充療法，ミトコンドリア病へのタウリン投与などを治療として検討することができます．

また，薬物抵抗性に関係する遺伝子（薬物排出トランスポーターをコードする遺伝子 *MDR1, ABCB1* など），薬物の代謝を規定する遺伝子（*CYP2C9, CYP2C19* など），重篤な薬疹にかかわる遺伝子（漢民族やタイ人での *HLA-B*1502*）も知られており，これらの遺伝子検査を行い，自らの体質について知っておくことも，薬物治療を行っていくうえで有用であると思われます．

[井田久仁子，高橋 幸利]

3　熱性けいれん

熱性けいれんとは

主に生後 6 ヵ月から 60 ヵ月までの乳幼児において，通常は 38℃ 以上の発熱に伴って起こる発作性の症状（けいれん性，非けいれん性を含む）です．脳の感染症，代謝異常などの明らかな発作の原因があるもの，てんかんの既往のあるものは除かれます．わが国では，7〜8% の頻度で起こるといわれています．

熱性けいれんは発熱に誘発されて生じる発作（状況関連性発作，機会発作）であり，「てんかん」とは異なります．1 回の熱性けいれんがあった子どもの約半数が発熱

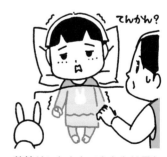

熱性けいれんとてんかんは異なるものです．

時の発作をさらに 1 回以上経験するといわれますが，このことが「てんかんになった」あるいは「将来てんかんになる」ということを意味するわけではありません．

熱性けいれんとてんかんを鑑別する

発熱に伴ってけいれん発作がみられた場合，脳炎・髄膜炎のように発熱とけいれんや意識障害を同時に起こしうる病気を除外する必要があります．また，熱によって誘発された「てんかん」の発作なのか，「熱性けいれん」なのかを診断することが，その後の治療方針を決めるうえで大切です．発作の状況を詳しく聴取し，必要により脳波検査などを行いますが，ときにその区別が難しいこともあります．たとえば，「ドラべ症候群」は，初期には脳波異常に乏しく，熱性けいれんと区別ができないことが珍しくありません．入浴時にも発作が起こるなど発熱誘発性が著しい，左あるいは右の片側けいれんがみられる，発作が長時間持続する重積状態になりやすい，などの状況がとくに1歳までに起こる場合には，このてんかんを疑い抗てんかん薬による治療を開始します．

熱性けいれんの種類と特徴

熱性けいれんは，単純型と複雑型に分けられます．
① 左右差のある発作や動きが止まり反応がなくなる発作（焦点発作の要素を持つ），②15分以上持続する発作，③1回の発熱の機会内（通常は24時間以内）に複数回発作が反復する，の3項目のうち1つ以上あてはまるものを複雑型熱性けいれん，これらのいずれにもあてはまらないものを単純型熱性けいれんといいます．

熱性けいれんを発症したら

熱性けいれんを経験した子どもがのちにてんかんになる割合は2〜8％であるとされています．のちにてんかんとなることと関連する因子として，①発症前に神経学的異常がある，②両親や兄弟姉妹にてんかんがある，③複雑型熱性けいれん，④発熱から発作までの間隔が短い（概ね1時間以内）などがあげられています．これらの因子が増えるとてんかんになる割合も増えるとされています．

熱性けいれん予防のために継続的な抗てんかん薬治療を行うべきかどうかは患者さんによって異なります．発作が反復，あるいは長引くような熱性けいれんがある場合には，毎日抗てんかん薬を服用して発作を予防することもあります．しかし，それで

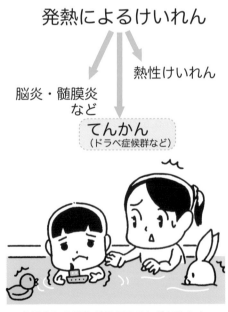

発熱によるけいれん

熱性けいれん

脳炎・髄膜炎
など

てんかん
（ドラべ症候群など）

入浴中にも発作が起きることがあります．

8

将来のてんかんの発症を予防できるという証拠はありません．また，継続的には服用せず，発作が起こりそうな発熱時や反復しそうなときに頓用として発作止めの坐剤を使用することもあります．しかし，坐剤を使用することにより眠気やふらつき，興奮しやすくなるなどの副作用がまれではないことから予防目的で日常的に使用することは勧められません．いずれも発作の頻度・重症度や薬の副作用を勘案して判断されます．

　熱性けいれんとてんかんとは治療が異なりますので，主治医や専門医と対策についてよく話し合いましょう．

[池田 浩子]

第2章

てんかんの種類

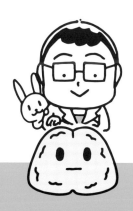

1 てんかんの分類

　てんかんにおいては国際抗てんかん連盟（ILAE）による 1981 年のてんかん発作分類，1989 年のてんかんとてんかん症候群の分類が広く使われてきました．医学の進歩に伴い，2017 年に ILAE は新しい発作分類，てんかん分類を発表しました．この新しい分類を紹介します．なお，「てんかん発作」はてんかんの症状のことを指すのに対して，「てんかん」はてんかん発作をもたらす病気を意味します．

　2017 年のてんかん分類では 3 つのステップで診断を行います（**図 1**）．①発作型を分類し，②てんかん病型を決め，③てんかん症候群の診断を行うという 3 段階です．

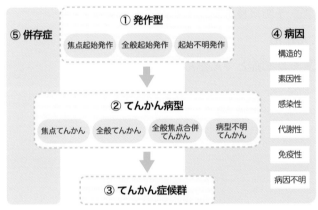

図 1．てんかんの分類の枠組み

　①発作型については 2 項で説明します．診断のステップとしては病歴や検査結果から発作がどのような種類かを推定します．次に，②てんかん病型を考えます．なお，全般焦点合併てんかんとは，全般起始発作と焦点起始発作の両者を有し，脳波でも全般性と焦点性のてんかん性放電を示すものとされています（例：ドラベ症候群やレノックス・ガストー症候群）．③てんかん症候群とは，一定の臨床像と脳波・画像所見などによって特徴づけられる疾患群です．てんかん症候群を決定することができると，病気の原因，予後，治療法が推定できるため重要です．

　以上の①〜③のすべての段階において，④病因（＝てんかんの原因）を明らかにすることが重要です．ここで，てんかんと病因は一対一対応ではなく，ひとつのてんかん症候群に複数の病因がかかわることもあります．最後に，⑤併存症（具体的には，知的障害，学習障害，運動障害など）に注意を払い，早期発見と適切な介入を行うことが求められます．なお，併存とはてんかんとともに存在するという意味であり，てんかんが原因となっているとは限りません．

[川口 典彦]

2 てんかん発作の種類と特徴

　2017年の発作分類では，発作の始まる脳部位によって焦点発作（焦点起始発作）と全般発作（全般起始発作）に二分し，はじまりが判断できないものを起始不明，情報がないものを分類不能と呼びます（**図2**）．焦点発作は意識が保たれているかどうかにより，意識保持発作，意識減損発作に分けられます．さらに，発作の早期に出現しもっとも目立つ症状が体の動きであるかどうかによって運動発作と非運動発作に分けられ，その症状によってさらに細分化されます．

　全般発作は基本的には発作中には意識が損なわれているものと考えられているので，意識の有無による分類はなく，運動発作と非運動発作に分けられます．

　なお，この分類に該当しない症状があった場合は，発作の説明として適宜追記されます．

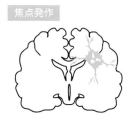
焦点発作

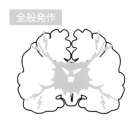
全般発作

焦点起始発作	全般起始発作	起始不明発作
意識保持発作 **意識減損発作** 運動発作 　自動症発作 　脱力発作 　間代発作 　てんかん性スパズム 　運動亢進発作 　ミオクロニー発作 　強直発作 非運動発作 　自律神経発作 　動作停止発作 　認知発作 　情動発作 　感覚発作 **焦点起始** **両側強直間代発作**	運動発作 　強直間代発作 　間代発作 　強直発作 　ミオクロニー発作 　ミオクロニー強直間代発作 　ミオクロニー脱力発作 　脱力発作 　てんかん性スパズム 非運動発作（欠神） 　定型欠神発作 　非定型欠神発作 　ミオクロニー欠神発作 　眼瞼ミオクロニーを 　　伴う欠神発作	運動発作 　強直間代発作 　てんかん性スパズム 非運動発作 　動作停止発作 **分類不能発作**

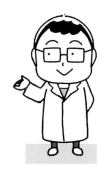

図2．てんかん発作の分類

🌱 焦点発作

焦点発作は，一側の大脳半球の限局した部位の神経細胞の興奮で始まります．てんかん発作の原因となる部位によって様々な症状が生じます．

① 焦点意識保持発作と焦点意識減損発作

発作中に意識が保たれ，原則として発作後に発作症状を記憶している場合は，焦点意識保持発作と呼ばれます．神経細胞の興奮が広範囲に及ぶと意識や記憶が障害され，焦点意識減損発作と呼ばれます．なお，意識が失われる前の症状を覚えている場合，それを前兆と呼ぶことがあります．

体の動きが目立つ発作のことを運動発作と呼びます．自動症発作では，口をもぐもぐ動かしたり，手を動かし続けたりします．運動亢進発作では，体を投げ出すように動かしたり，自転車を漕ぐように足をバタバタ動かしたりすることがあります．

体の動きが目立たないものを非運動発作といいます．自律神経発

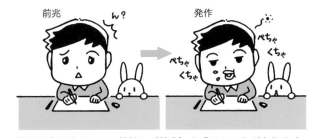

焦点意識保持発作

何かが見えたり，音が聞こえたりします．

焦点意識減損発作

前兆　　　　　　　　　　発作

意識障害を伴うとき，前触れ（前兆）を感じることがあります．

作では，顔面蒼白，紅潮，発汗，嘔気などの自律神経症状が主体となります．動作停止発作は動きが止まることが発作の主症状となる場合です．感覚発作では，不快なにおいや味を感じる，体の一部のしびれや痛み，光や物が見えるという視覚症状，ノイズや音楽が聞こえる聴覚症状，など様々な症状を含みます．

その他にも，以前経験した記憶がよみがえってくる，あるいは夢様状態になる．恐怖感や不安が急に生じるなど，脳の部位に応じて様々な症状が生じます．

② 焦点発作から両側化する強直間代発作（焦点起始両側強直間代発作）

脳の一部（焦点）で始まった神経細胞の興奮が両側半球に拡がり，全身のけいれん性運動を呈する発作のことを指します．強直性けいれんが起きたあとに間代性けいれんが続くことが多いため強直間代発作と呼ばれます．

全般発作

全般発作は，はじめから両側大脳半球の神経細胞の興奮が起こります．そのため，多くの場合，発作のはじまりから意識は障害されます．しかし，発作の持続時間が短いと本人も周囲の方も発作に気づかないことがあります．

運動発作

❶ 強直間代発作

突然に意識を失ったあと，眼を見開き，両上下肢に力を入れて突っ張り（強直性けいれん），その後全身をビクンビクンとけいれんさせます（間代性けいれん）．焦点発作から両側化する発作と区別することが病型を診断するために重要です．

❷ 強直発作

強直とは体に持続的な力が入ることを意味します．肩を中心に両上肢に力が入る動きが典型的ですが，睡眠中に，眼をうっすらと開いて眼球が上転する，呼吸が浅くなる，顔面に力が入る，などといった症状を呈することもあります．立っている場合は体に力が入って転倒することもあります．

❸ 間代発作

規則的・周期的に体がビクンビクンと反復して動く発作です．動きと動きの間に力が抜けている時間があります．

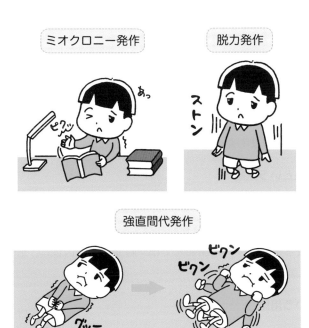

④ ミオクロニー発作

全身あるいは顔面や四肢の一部に一瞬ピクッと力が入る発作です．この動きのために手に持っていた歯ブラシや箸を投げ出してしまうことがあります．

⑤ 脱力発作

筋緊張が急激に低下する発作です．下肢の脱力が生じると膝や殿部から垂直に転倒することがあります．

⑥ てんかん性スパズム

頸部，体幹，四肢近位筋に短時間だけ力が入る発作です．典型的には頭部を頷くように前屈させ，四肢を挙上させるので，点頭発作とも呼ばれます．全般てんかんでも焦点てんかんでも生じます．

非運動発作（欠神発作）

全般起始発作で運動症状が目立たない発作として欠神発作があります．小児でよくみられます．意識障害が突然始まり，突然終わります．体はまったく動かないこともありますが，まぶたや口角がピクピクする，体がゆっくり傾くなどの動きを伴う場合もあります．

てんかん・発作分類の変更点

これまで普及していた1981年のてんかん発作分類，1989年のてんかんとてんかん症候群の分類との相違点を記載しておきます．

① 焦点発作の名称

1981年分類では，脳の一部から始まる発作は部分発作と呼ばれ，意識・自覚の有無によって，意識が保たれれば単純部分発作，意識が障害されていれば複雑部分発作といわれていました．2017年版では，前者は焦点意識保持発作，後者は焦点意識減損発作となり，名前から内容を推測しやすくなりました．

② 特発性・症候性という用語

1989年の分類ではてんかんの原因によって，特発性，潜因性，症候性と区別されていましたが，2017年版ではこうした分類は行われなくなりました．その代わり，病因の分類で判断されることになっています．用語としては，特発性は素因性に，潜因性は病因不明に，それ以外が症候性に対応します．

③ 自然終息性という用語

1989年の分類では良性という用語を冠した症候群（たとえば中心・側頭部に棘波を示す

良性てんかん）がいくつかありましたが，疾患の負担を過小評価するという懸念から，自然寛解する可能性が高い場合には自然終息性と呼ぶことになりました．

④ てんかん性脳症

てんかん性活動そのものが病態単独で予想されるものよりも重度の認知・行動障害を引き起こす状態を「てんかん性脳症」（たとえば徐波睡眠期持続性棘徐波を示すてんかん性脳症）と呼ぶことになりました．また，てんかん性要素とは別に発達性の要素も存在する場合には「発達性てんかん性脳症」（たとえばドラベ症候群）という用語があてられます．これまで症候性全般てんかんと分類されてきたてんかんの多くがこれに該当します．

文 献

1）ILAE てんかん発作型・分類 2017：日本語版　日本てんかん学会ホームページ
　　http://square.umin.ac.jp/jes/images/jes-image/tenkanbunrui 2017.pdf

［川口 典彦］

てんかんQ&A.3

Q 発作で脳は障害を受けますか？

A

てんかん発作は，大脳神経細胞の過剰な興奮による一過性の症状です．発作が出現しても自然に止まり，治まればもとの状態に回復し，発作が起きるたびに脳に障害を受けることはありません．ただし，てんかん重積状態の場合は，少し事情が違います．

 てんかん重積状態と脳後遺症

てんかん重積状態とは，発作が持続して止まらない，あるいは1回の発作は短くても，意識が回復する前に次の発作が繰り返して出現し，この状態が何の処置も行わないと長時間持続する特別な状態です．通常発作が5分以上持続して止まりそうもないときには，てんかん重積状態の可能性があります．てんかん重積状態には意識障害が主体の非けいれん性てんかん重積状態と，けいれん発作が主体のけいれん性てんかん重積状態があります．とくに30分以上続

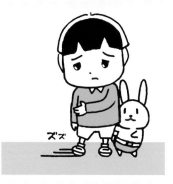

大きな発作のあとは運動麻痺が残る場合があります．

くけいれん性てんかん重積状態では，脳細胞が障害を受けて，発作後にもとの状態に戻らなくなり，これまでできていたことができなくなったり，運動麻痺が残ったり，ときには生命に危険が及ぶことさえあります．また，乳幼児期の体温上昇時にのみ出現する熱性けいれんは，てんかんではありませんが，熱性けいれんが長時間続くと側頭葉に障害（海馬萎縮や硬化など）が残り，熱性けいれんが消失してかなりの年数が経過したのち，側頭葉に由来する焦点意識減損発作（側頭葉てんかん）が出現することがあります．

　てんかん重積状態ではこのように脳に後遺症を残す可能性が高いため，注射などの緊急処置によって発作を早急に止める必要があります．

てんかんにおける脳障害

　てんかんの経過中には，知的障害や認知・行動障害，精神障害が認められることがあります．これらの障害が，てんかん発作による脳への直接的な影響で起きるのか，発作頻度が少ないほど障害の程度が軽いのかというと，必ずしもそうではありません．明らかな病因のない全般てんかん（特発性全般てんかん）では，長期間発作が抑制されない状態でも知的障害が目立ちませんが，構造的異常などの何らかの病因のある全般てんかんでは，たとえ早期に発作が抑制されても，知的障害が目立つことが少なからずあります．てんかんに起きる様々な障害の出現には，てんかん発作そのものより基盤にある脳の機能異常の程度が関連しているからです．

　進行性ミオクローヌスてんかんは，ミオクロニー発作や強直間代発作を主徴とする遺伝性疾患ですが，急速あるいは緩徐な運動機能や知能の低下を伴います．ラスムッセン症候群は，脳の限局性の自己免疫性炎症が原因と考えられていますが，てんかん発病後に発達面の退行，片麻痺など神経障害がゆっくりですが進行性に出現します．徐波睡眠期持続性棘徐波を示すてんかんなどのてんかん性脳症では，てんかん発作が目立たなくても，てんかん性異常脳波の存在そのものが言語・行動・学習面での障害に関与することがあります．

　なお，抗てんかん薬が精神・行動面へも影響することがあります．てんかん治療の中心は薬物治療ですが，てんかん発作が十分にコントロールされないと，抗てんかん薬の種類・量とも多くなってしまいます．フェノバルビタール，ベンゾジアゼピン系薬などは多動・注意力の低下に，ゾニサミド，トピラマートなどは認知・精神情動面に影響することがあります．てんかんの脳障害には，発作以外の様々な要因も関与しているのです．

［重松 秀夫］

3　子どものてんかん

てんかんは子どもに多い病気であり，その有病率は小児人口の約 0.8％とみなされています．また，てんかん患者さんのおよそ 2/3 が 16 歳以前に発病し，その約 70％が 3 歳以前に発病しています．このことは，乳幼児期や学童期に中枢神経系が急速に発達することと関係していると考えられています．子どものてんかんは多彩で，発作症状や経過は一様ではありません．経過がよいもの，治療抵抗性の経過が予測されるものなど，様々な種類のてんかんがあります．そのため，診断・治療は個別性を顧慮しながら行うことが必要で，発作の抑制だけにとどまらず，日常生活，学校生活における管理，心理的なサポートなど包括的な対応が重要です．

子どものてんかんでは発症しやすい年齢のある以下に述べるようなてんかんの種類が知られており，発作症状，年齢，脳波所見などを参考に，いずれかのタイプにあてはまるかを検討します．

子どものてんかんには，発症しやすい年齢が決まっているものがあります．

乳幼児期のてんかん

この時期は，正常でもみられるてんかん発作と紛らわしい動きや，てんかん発作ではない異常運動，発作性疾患（熱性けいれん，泣き入りひきつけ，急性脳症など）が多くみられます．そのため症状がてんかんによるものなのか，非てんかん性であるのかを区別することが重要です．

頻度は高くないですが，この時期に発症する，見逃さないことが大切なてんかん症候群を3つあげます．

① ウエスト症候群（点頭てんかん）

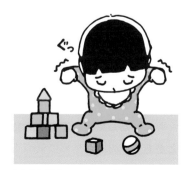

主に乳児期に発病します．小さくうなずいたり，両手を挙上して大きくおじぎをするスパズムといわれる発作を起こします（点頭発作や礼拝発作ともいわれます）．発作は寝起きに好発し，数秒から十数秒間隔で繰り返して出現する「シリーズ」を形成するのが特徴で，毎日数シリーズから数十シリーズの発作がみられます．ほとんどの場合，発達の遅れを伴います．脳波

両手を挙上しておじぎをするような動きがみられます．

では，ヒプサリスミアという特徴的な異常を示します．このシリーズ形成性のスパズム，発達の遅れ，特徴的な脳波異常の3つが診断に重要です．

❷ ドラベ症候群（乳児重症ミオクロニーてんかん）

主に乳児期に発熱時のけいれんで発症し，しばしばけいれんが長く続く「重積」と呼ばれる状態になります．発熱時やお風呂に入ったときにけいれんを起こしやすいのが特徴です．1歳頃より，一瞬手や足に力が入るミオクロニー発作や，意識が曇りくずれるようにカクカクと段付きで傾く非定型欠神発作が加わり，このころより発達の遅れが目立つようになります．光や特定の図形で発作が誘発されることがあることも特徴です．原因としていくつかの遺伝子異常が知られており，確定診断に遺伝子検査が行われることもあります．

❸ レノックス・ガストー症候群

主に幼児期に発病します．発作の種類は多彩で，手足に力が入り転倒を伴う強直発作をはじめ，上述の非定型欠神発作，ミオクロニー発作などがみられます．多くの患児に発達の遅れを伴います．似たような症状のあるほかのてんかん症候群との区別も重要です．

🌿 学童期から思春期のてんかん

基礎疾患がなく，多くは知的障害を含めたてんかん発作以外の症状を持たないのが特徴です．近い将来に直面するであろう，運転免許の取得，就労，妊娠・出産などを念頭に置いて診断・治療を行う必要があります．

この時期に発症する頻度の高い代表的なてんかん症候群を6つあげます．

❶ 中心・側頭部に棘波を持つ小児てんかん

3〜13歳（5〜8歳がピーク）に発症します．口の周囲，のど，顔面に限局したけいれんと感覚異常を主とする発作が，主に入眠期と明け方の睡眠中に出現します．1〜2分以内が多く，片側の手や足にけいれんが広がることがあります．脳波では，ローランド発射と呼ばれる特徴的なてんかん波を認めます．思春期までに自然終息しやすいてんかんです．

❷ 小児欠神てんかん

4〜10歳（5〜7歳がピーク）に発症します．突然，動作が止まり，意識を失う欠神発作を1日に何度も起こします．発作中，まぶたを軽くパチパチしたり，口をクチャクチャしたりすることもあります．1回の発作は4〜20秒程度と持続時間は短いです．過呼吸で誘発されることが多く，脳波中に発作が誘発されれば，特徴的な所見で診断されます．抗てんかん薬は奏効しやすいですが，発作頻度が高いため，集中力の低下，学力の低下につながることがあり，周囲が早めに気づくことが大切です．

③ パナイオトポロス症候群

1～12歳（3～6歳がピーク）に発症します．発作は，主に睡眠中に始まる嘔吐が中心で，悪心，顔面蒼白，一方へ眼が偏る症状を伴い，30分以上持続することもあります．多くは発作回数が少なく，自然終息しやすいてんかんです．

④ 若年ミオクロニーてんかん

12～18歳（平均14歳）に発症します．典型的には，覚醒直後に全身のけいれん発作を起こしてはじめて来院されます．しかし，そのずっと前から，朝方，手や足に一瞬力が入るミオクロニー発作が出現していることが多くみられます．診察時にミオクロニー発作があることを医師に伝えることが，診断のために重要です．脳波では光に対する反応がみられることがあります．適切な薬剤に対する反応はよいのですが，中止するタイミングが難しいこともあります．

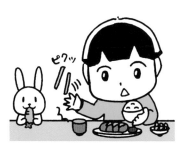

お箸やお茶碗を落としてしまうことがあります．

⑤ 若年欠神てんかん

10～17歳（10～12歳がピーク）に発症します．小児欠神てんかんに比べ，欠神発作の頻度は少なく，全身けいれんの発作やミオクロニー発作を伴う頻度が高いことが知られています．

⑥ 全般強直間代発作のみを示すてんかん

主に10歳代（平均15歳）に発症します．朝の覚醒直後か，夕方の気を抜いたときに全身のけいれん発作を起こすのが典型的です．ミオクロニー発作を伴う場合もあります．脳波では光に対する反応が多くみられます．適切な薬剤に対する反応は良好です．

[美根　潤]

Q 予防接種は受けても大丈夫ですか？

A

　予防接種には，生きた病原体の毒性を弱めた生ワクチン，死んで毒性を失った病原体の成分のみの不活化ワクチン，菌が発生する毒素を取り出し，それを無毒化したトキソイドなどがあります．

　ワクチンには，副反応と呼ばれる，感染予防のための免疫の確立以外の反応が起こることが知られています．2018 年の厚生労働省調査[1] によると，発熱は 5〜25％程度に，接種部位の腫れなどの局所反応は 0〜20％程度に，けいれんは 0〜0.4％に起こっています．どの予

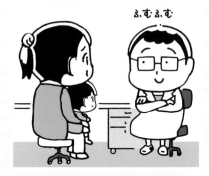

予防接種の前に主治医とよく相談することが大切です．

防接種でも発熱はかなり高頻度に起こり，その多くは接種後 1〜3 日くらいに出現するので，発熱により発作が誘発されるドラベ症候群などの症例では，医療機関の休みにかからないように週初めに接種し，また同時接種は発熱頻度が高くなるので注意します．4 種混合（DPT-IPV），インフルエンザ菌 b 型（ヒブ）や小児用肺炎球菌ワクチンでは 2 回目の接種で発熱頻度が高いので，1 回目で発熱がなくても，2 回目以降も注意が必要です．けいれんについても，4 種混合，ヒブや小児用肺炎球菌ワクチンでは 3〜4 回目の接種で頻度が高いので，1 回目でけいれんがなくても引き続き注意します．

　ワクチンの種類によっては，極めてまれ（1〜3.5 人/1,000 万回接種）に急性散在性脳脊髄炎など中枢神経系の重い副反応が生じることがあります．てんかん症例でワクチン接種後に発作が増悪したときには，てんかんの悪化なのか，急性散在性脳脊髄炎の合併なのか，慎重に検討する必要があります．ドラベ症候群では脳炎脳症を合併しやすく，急性散在性脳脊髄炎も含め，精力的な検査が必要です．

　ワクチンによって脳炎を起こさなくても，発作頻度が増加する場合として，①免疫介在性てんかん（ラスムッセン症候群，急性脳炎後てんかんなど），②てんかん発作頻度が多い場合，③低年齢，⑥これまでの予防接種で発作増悪が起こったことがある場合，⑦感染症で発作が増加したり抑制されたりしたことがある場合があげられます．そのような場合は脳炎の合併に注意を払いつつ，てんかん発作の薬物調整などを慎重に行います．

　予防接種スケジュールは日本小児科学会[2] より示されており（**図 3**），普段から主治医とよく相談することが大切です．

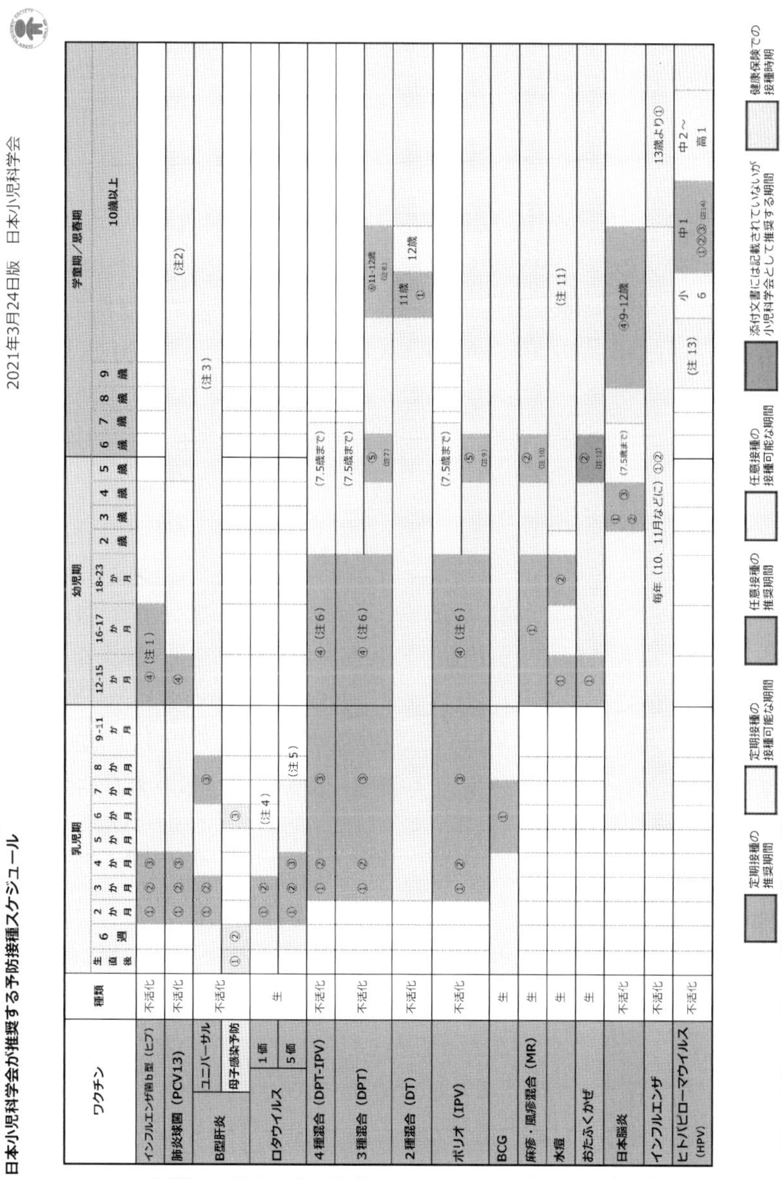

図 3.　日本小児科学会が推奨する予防接種スケジュール

［日本小児科学会ホームページ：〈http://www.jped.or.jp/uploads/files/vaccine_schedule.pdf〉より許諾を得て転載］

文　献

1) 厚生労働省：平成 30 年度予防接種後健康状況調査集計報告書
2) 日本小児科学会ウェブサイト：日本小児科学会が推奨する予防接種スケジュール
（http://www.jpeds.or.jp/uploads/files/vaccine_schedule.pdf）

［高橋 幸利］

4 高齢者のてんかん

てんかんの発症年齢

てんかんの新たな発症は小児期までに多く，その後は少なくなりますが，60歳頃から再び増加していきます．過去の多くの研究では，てんかんが新たに発症する率は1年間に人口10万人あたり25～70人（全年齢）とされています．70歳以上での新たな発症の確率は10歳以下の子どもよりも高く，10万人あたり100人以上，80歳以上では10万人あたり150人以上になるといわれています．60歳以降のてんかんのある人の割合は1.5％で，高齢になるに従って増加します．

高齢者のてんかんの原因

高齢者（65歳以上）のてんかんでは，小児期や青年期に発症して完治せずにてんかん発作が残っている場合と，脳血管障害（脳出血や脳梗塞など）や髄膜炎・脳炎などの感染症，脳腫瘍，外傷，中毒（アルコールなど），代謝異常，神経変性疾患などに伴って新たに起こる場合とがあります．この内，わが国のように高齢者の割合の多い国では，脳血管障害，頭部外傷，神経変性疾患（アルツハイマー病），脳腫瘍，薬剤性が全体の3/4を占め，とくに脳血管障害が多いとされています．

高齢者のてんかんの特徴

通常，てんかん発作の起こりやすさは，齢を重ねるにつれ低下していくといわれています．しかし，てんかん発作の形が若年者とやや異なること，加齢によるほかの身体疾患の併存のために抗てんかん薬の選択を考慮する必要があること，また若い頃から処方されてきた薬の量の調整が必要になることなど，高齢者特有の問題点が指摘されています．

高齢者では焦点てんかんが多く，発作の症状としてはけいれん発作は少なく，意識がボーとして，軽く手足や口を動かす自動症を伴う発作（意識減損発作）が多くみられます．発作のあとにもうろうとす

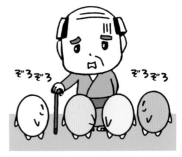

高齢者は抗てんかん薬以外にもたくさんの薬を飲んでいる場合があります．

る状態が長く続いたりすることや，比較的長い時間，反応しなくなる状態（非けいれん性てんかん重積）も認め，認知症などのほかの病気と間違われることも少なくありません．

発作で転倒して怪我をしたりすることもあり，注意が必要です．高齢者では全身性のけいれん発作がきっかけで心臓に負担がかかり，悪影響が生じることもあります．

高齢者は，若者に比べ，すでに多くの病気を持っていることが多く，それらの病気に対する薬を服用しており，肝臓や腎臓などの機能も落ちているため，副作用が起きやすくなっています．したがって，副作用が少なく，ほかの薬に影響しにくい薬を選ぶ必要があります．

［松平 敬史］

てんかんQ&A.5

Q 認知症とてんかんは関係しますか？

A

認知症とは

　認知症とは「正常に発達した知的機能が，後天的な器質性疾患（脳障害）によって持続性に低下し，日常生活や社会生活に支障をきたすようになった状態で，それが意識障害のないときにみられる」とされています．原因として，わが国でもっとも多いのはアルツハイマー病で，次いで脳梗塞などの脳血管障害が原因となる血管性認知症や，レビー小体型認知症などが多いです．抑うつや意識障害，あるいは薬の副作用で記憶障害が生じた状態が認知症と間違われることがあります．日本では，2025年には65歳以上の5人に1人が認知症になると推測されており，認知症はてんかんがあってもなくても身近な問題です．

てんかんと認知症の違い

　てんかん発作では一時的に認知機能や意識が変化することがありますが，発作が治まって意識がしっかりすると認知機能はもとに戻ります．したがって，常日頃から認知機能が低下している認知症とは明らかに区別されるのですが，ときに紛らわしいこともあります．

　高齢者のてんかん発作は，けいれんや自動症などの目立つ症状が乏しい意識減損発作であることが多く，また本人が自覚できる前兆が少ないといわれています．

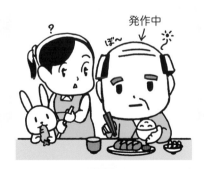

発作の症状や薬の副作用で認知症と間違われることがあります．

つまり，自分も他人も発作に気づきにくいのです．また，発作のあとのもうろう状態が長く続き，数日にわたることもあります．このため，高齢の方にてんかんが発症すると，本人もまわりもてんかん発作とわからず，行動がおかしくなった，物忘れがひどくなった，認知症になってしまったと思われることがあります．しかし，

治療によっててんかん発作がよくなると，このような症状もなくなってしまいます．

認知症とてんかん

　認知症とてんかんは関係することがあるのですが，その関係は複雑です．てんかんがあると認知症になりやすい，あるいはその逆に，認知症があるとてんかんになりやすいのではないか，といった関係が報告されています．

　高齢者のてんかんの原因の10～20％は認知症や神経変性疾患といわれています．また，認知症のなかでも，アルツハイマー病や血管性認知症の患者さんで，てんかんを発症するリスクが，そうでない人よりも高いという研究もあります．

　高齢でてんかんを発症した人（脳卒中後てんかんも含まれています）では，認知機能が低下していた，あるいは，その後に認知症と診断される頻度が，てんかんがない人と比べて多かったという報告もあります．

　これだけでもかなり複雑ですが，もうひとつ別の関係も想定されています．たとえば高齢者のてんかんも認知症も，脳出血や脳梗塞のような脳血管障害が原因になり得ます．脳血管障害は，高血圧や糖尿病，タバコなどが危険因子です．この「共通する危険因子」が最終的に両者（てんかんと認知症）を引き起こしているので，片方（てんかん）があるともう片方（認知症）も増えるという見方もあります．

　てんかん患者さんのなかには，自分はてんかんがあるから認知症になってしまうのではないか，と心配をされる方がいるかもしれませんが，これは多くの場合はあてはまりません．どんどん進行性に認知機能低下をきたす認知症と，一般的なてんかん患者さんで報告されている認知機能低下は異なります．また，てんかん患者さんの認知機能低下の実際の原因には，薬剤の副作用や，正常な加齢による影響などもあります．

[徳本健太郎]

第3章

てんかんの診断

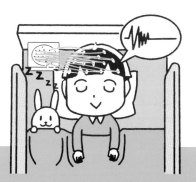

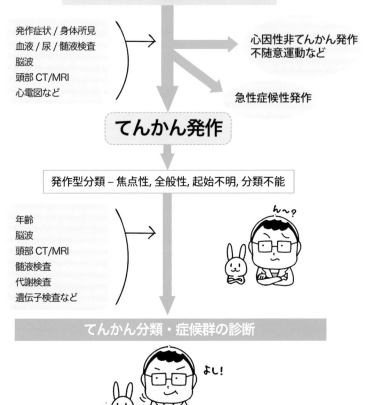

けいれん発作や意識消失などの発作

発作症状 / 身体所見
血液 / 尿 / 髄液検査
脳波
頭部 CT/MRI
心電図など

心因性非てんかん発作
不随意運動など

急性症候性発作

てんかん発作

発作型分類 – 焦点性, 全般性, 起始不明, 分類不能

年齢
脳波
頭部 CT/MRI
髄液検査
代謝検査
遺伝子検査など

てんかん分類・症候群の診断

図1. てんかん診断のフローチャート

てんかん発作と非てんかん発作を区別する

てんかんの診断を行う前に, その症状が心因性非てんかん発作, 不随意運動などではないことを確認することが重要です (**図1**). これらの疾患はてんかんとは区別され, 抗てんかん薬による治療は行いません.

また, 発作が急性疾患による場合 (急性症候性発作) にはてんかんとは診断しません.

発作型の分類を考える

てんかんの可能性が高いとき, 起こった発作がどのような種類のてんかん発作なのかを, 次に考えます. 発作型は, 焦点発作と全般発作の2つに分類されます(詳細は第2章を参照). 焦点発作は脳の一部に異常な電気活動があり, そこを焦点としててんかん発作が出現します. たとえば, 身体の一部分に運動症状や感覚症状が出現します. てんかん発作の焦点になる場

所によって発作症状の特徴が異なるため，発作症状から「脳のどのあたりに出現した異常な電気活動がてんかん発作を引き起こしているか」を推測することが可能なことがあります．また全般発作では，脳の両側に同時に異常な電気活動が起こってんかん発作が出現します．全身性に出現するけいれん発作（強直間代発作）や，けいれんを伴わないが意識消失のみを呈する発作（欠神発作）などがあります．しかし，てんかん発作のなかにはどちらの発作型にも分類できないものもあります．

てんかん分類・症候群の診断

てんかん発作型を決定したあとは，年齢や脳波所見や画像所見を検討し，発作型と照らし合わせて，てんかん分類・症候群の診断を行い治療法を考えます． ［大松 泰生］

てんかん Q & A.6

Q どんな病院を受診すればよいのでしょうか？

A てんかんと思われる症状（発作）があれば，まずはかかりつけ医に相談します．かかりつけ医は，これまでの健康状態などを含めた紹介状（情報提供書）を書いて，自院ではできない検査などをより大きな病院に依頼してくれます．かかりつけ医がない場合，あるいは救急搬送された場合には，子どもは小児科，大人は脳神経内科か脳神経外科，精神科を受診することになります．そこからさらに専門病院への受診を勧められることもあります．治療を開始することになった場合には，適切に無理なく治療継続できるように，かかりつけ医を含めてよく相談しましょう．

てんかんが疑われたら（図2）

てんかんかどうかの判断にもっとも大切なのは，発作の症状です．発作のうち自分でわからない部分は，発作を目撃した人から情報を得ておきます．医師はこの情報をもとに，これまでの病歴や診察所見を参考にして，どのような検査をするかを考えます．脳波検査や脳の画像検査（MRIなど）以外に，てんかんと紛らわしい病気を除外するために，血液検査や循環器の検査なども必要になるかもしれません．さらに詳しい脳の検査（脳血流や脳代謝の検査）や遺伝学的検査などを勧められることもあります．

発作の原因および診断は何なのか，再び発作が起こる可能性があるのか，治療が必要なのかについて，医師の説明をよく聞き，わかりにくい部分は質問して，納得することが大切です．もし疑問が残る場合には，専門病院の受診の必要性について，医師と率直に話し合います．てんかんを専門とする病院には，脳神経専門医やてんかん専門医のいる地域の病院[1]，都道府県単位のてんかん診療拠点機関[2]，広域のて

んかん専門病院（てんかんセンター）があります．情報が必要な場合には，波の会（日本てんかん協会）[3]も相談に乗ってくれます．

🌿 治療開始（図2）

てんかんの診断が確定し，発作が再び起こる可能性が高い場合には，治療が開始されます．通常は薬による治療です．てんかんの薬物治療は年単位で継続する必要がありますので，通院しやすさ，通院間隔などを含めて，どのように治療を続けるか，かかりつけ医とよく相談しましょう．経済的負担を軽減する制度についての情報も大切です．

診断が適切で，薬の選択と量が適正なら，約半数の患者さんは最初の薬で発作が止まります．最初の薬で発作が止まらない場合には，薬を変更したり2つ目の薬を追加したりすることになりますが，薬での治療を1年続けても発作が止まらない場合，専門病院での診断の見直し，治療法の再検討が必要です．

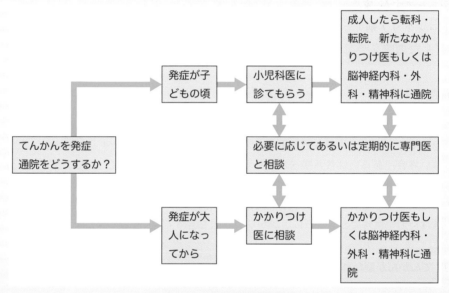

図2．てんかん診療の流れ

全体の7〜8割の患者さんでは最終的に薬で発作が止まるのですが，薬の効きにくい発作のある残り2〜3割の患者さんは，薬以外の治療法も考慮したりするため，専門病院との相談が多くなります．

診断や治療，ケア，併存症の診療を含めて，てんかんの医療には医療者と患者・家族の協働作業がとても大切です．発作が止まりにくい患者さんでも可能なかぎり発作が生活に支障することのないよう，もっとも適切な治療のあり方を医療者とともに探って行きましょう．

文　献

1）　日本てんかん学会ホームページ．〈http://square.umin.ac.jp/jes/〉
2）　てんかん診療拠点機関のご案内：〈https://www.ncnp.go.jp/epilepsy_center/place.html〉
3）　日本てんかん協会ホームページ．〈https://jea-net.jp/〉

［梅谷　啓太］

2 診察時のポイント

🌱 家族歴

　まず，両親や兄弟姉妹に熱性けいれんやてんかんがなかったかどうかが確認されます．小児の自然終息性焦点てんかんでは，しばしば両親や兄弟姉妹に熱性けいれんやてんかんがあります．また，常染色体優性夜間前頭葉てんかんや進行性ミオクローヌスてんかんでも，家族歴は診断の重要な手がかりとなります．

　熱性けいれんやてんかん以外の疾患についてもたずねられます．たとえば脳血管障害，難聴，筋疾患といった家族歴がないかどうかも大切な情報です．もやもや病では，脳血管障害で発症することがありますが，家族内発症を 10％程度に認めることがあり，また，ミトコンドリア病では難聴，筋力低下，知的退行などの家族歴が聴取されることがあります．

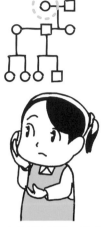

家族歴は診断の重要な手がかりとなります．

🌱 既往歴

　妊娠中や周産期における異常，脳炎・脳症や頭部外傷などの既往がある場合，そのてんかんが脳の器質的な問題を背景とすることが推定されます．過去の熱性けいれんの有無や，あった場合は何回あったのか，長く続いたりすることはなかったかといったことも重要な情報です．たとえば，ドラベ症候群ではしばしば有熱時のけいれん（多くは重積状態）で発症しますし，海馬硬化を伴う内側側頭葉てんかんでも熱性けいれんの重積や反復の既往を経て数年後に発症してくることがあります．

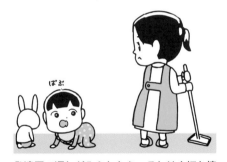

発達歴で遅れがみられたら，それは大切な情報です．

　発達歴で，首のすわり，寝返り，ハイハイ，ひとり歩きなどの運動発達はどうであったか，意味のある発語や単語，二語文はいつからであったかといったことも聞かれます．もしそれらに遅れがみられていたら，それはいつ頃からどういったことで気づかれたのかも大切な情報です．

　発症前の予防接種や先行感染の有無も重要です．たとえば，ラスムッセン症候群では，上気道炎罹患や予防接種施行などの 2〜4 週後にてんかんが発症してくることが知られています．

てんかん発作についての情報

　てんかん症候群により，発作の起こりやすい年齢が決まっています．何歳頃から発症したかは，どのようなてんかんで予後はどうなのかを診断するうえでの手がかりとなります．

　発作の起きた状況も重要です．発作が起こったのが覚醒中なのか睡眠中なのか，また発熱，入浴，睡眠不足，テレビゲーム中など何らかの誘因があったのか，女性では月経周期との関連がないかといったことも聞かれます．

　発作の症状については，観察のポイントについての詳細は次項に譲りますが，どういったことで発作に気づかれたのか，発作はけいれんであったのか，けいれん以外の症状であったのか，けいれんであればどこから始まりどのように広がったのか，意識は保たれていたのか，保

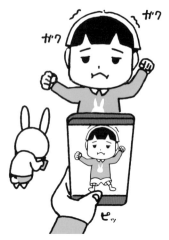

発作の様子を撮影しておくことも診断の助けとなります．

たれていなかった場合はどの時点からなくなったのか，発作はどれくらい続いたのかなどを，時系列に沿って説明することを求められます．目撃したままの情報を伝えましょう．携帯電話やデジタルカメラで発作の様子を撮影し診察時に持参することも診断の助けとなります．

　発作の前兆があったかどうかということも，てんかんの診断上重要です．ある程度以上の年齢の患児には，発作になるのが自分でわかり，周囲の人々には「けいれん」としか映らない場合でも，何らかの前兆が先行していたことが確認される場合があります．発作のあとでは，もうろう状態があったのか，話そうとしてもしゃべれないことや，一側の手足が動かないこと（トッド麻痺）などがなかったかも大切です．また，発症から長い経過を経ている場合には，発作の型が発症から同じであるのか，変化してきているのかということも伝えます．

治療歴についての情報

　今までの薬物治療で，抗てんかん薬の投与期間とその量（おくすり手帳があれば役立ちます）と，治療中の発作の頻度や程度についての情報は，今後の治療戦略を考えるうえで大切な情報になります．さらに，そのときどきでの血中濃度の値がわかれば，その薬剤の効果を考えるうえで役立ちます．また，過去に投与された薬剤でアレルギーを示したものがあったかどうか，眠気やその他の副作用はどうであったのかということも確認されます．

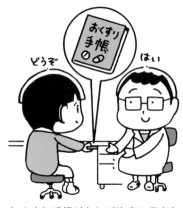

おくすり手帳があれば治療に役立ちます．

てんかん発作以外の情報

　自閉症や注意欠如・多動症など精神医学的な問題の有無や，微細な神経学的症状についても聴取されます．手先の器用さ，利き手，言葉の発達や発語がスムーズか，学校など集団生活上の問題の有無，職に就いているかどうか，職場での人間関係はどうかといったことも伝えておきましょう．

　発達の遅れがみられる場合には，てんかんの発症以前からみられたのか，発症以降にみられるようになったのか，遅れの程度は同じぐらいであるのか，徐々に進行しているのかも大切です．てんかん発症以降に学業成績の低下や行動面の変化をきたすてんかん症候群のひとつとして「徐波睡眠期に持続性棘徐波を示すてんかん性脳症」がありますが，この場合，発作があまりみられない時期でも精神発達の退行がみられることがあります．また，投与薬剤の影響により，抑うつなどの精神症状や，見せかけの退行がみられることもあります．医師はこれらについても念頭に置きながら問診します．

［福岡　正隆］

③ 発作観察のポイントと記録法

　発作観察は，発作が本当にてんかん発作なのか，てんかんの場合はどのような発作型なのかを判断するうえで大変重要です．医師が診察時に発作を観察できる機会は少ないため，患者さんの自覚症状や保護者が目撃した状態をできるだけ正確に，ありのまま伝えることが大切です．メモを取ったり，発作表に書き込んでおくこともよいでしょう．しかし正確に記録し伝えることが難しい場合もあり，携帯電話やデジタルカメラでの録画も貴重な情報となります．てんかん発作かどうか疑わしいケースや，発作型がはっきりしない場合には長時間脳波ビデオ同時記録検査が行われることがあります．

発作観察のポイント

❶ いつどんな状態で発作が起きたか

　覚醒時か，睡眠時か．覚醒時ならリラックスしているときか．睡眠時なら入眠時か熟眠時か出眠時か．

❷ どのような状況か，また誘因と思われるものはないか

- **身体状況**：発熱，興奮，過労，寝不足，生理など．
- **生活場面**：入浴，飲酒，テレビ，テレビゲーム，

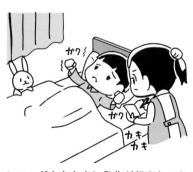

いつ，どんなときに発作が起きたのかを記録しておきましょう．

閃光，忘薬など．

③ 発作症状

- **自覚症状の有無**：「こみあげてくるいやな気分」，「右手のしびれ」など．小児は言葉での表現が困難で，走り寄ってきたり，しがみついたりすることもあります．
- **発作の始まり**：動作が止まった，表情や眼球の位置が変わった，転倒やけいれんで始まったなど．
- **意識の状態**：呼びかけに反応したか．どのような反応だったか．どこまで覚えているか．
- **頭部・顔面，姿勢，四肢の状態**：発声，表情，眼球の位置，顔面・口角の引きつりはどうか．姿勢は左右対称か，力が入っていたか（四肢の動きは一肢だけ，力が入っているが動きはない，ピクピクするなど）．
- **発作持続時間**：発作は何分くらい続いたか，どれくらいで意識が回復したか．

④ 発作後の様子

片側の手足の麻痺の有無，言葉は出るか，痛みへの反応はあるか，眼はよくみえているか，頭痛の有無やその部位．

⑤ 発作頻度

短時間で繰り返し生じるか（シリーズ形成），短時間で繰り返す発作がどれくらいの頻度で起こるか．

発作観察から推測されるてんかんの種類

発作観察から特定の症候群の診断に結びつくことがあります．左右差のある症状は焦点てんかんを示唆し，片手のしびれや発作後の片麻痺の有無などにより大脳皮質の左右どちらに病変があるか（側方性）を推測することができ，抗てんかん薬の選択に大きく寄与します．たとえば，

- **自然終息性焦点てんかん**：入眠時によくみられる．中心・側頭部に棘波を持つ．
- **ドラベ症候群(乳児重症ミオクロニーてんかん)**：誘因として入浴や発熱がある．
- **側頭葉てんかん**：こみあげてくるいやな気分がするなどの前兆．発作後もうろう状態が長い．
- **前頭葉てんかん**：発作後のもうろう状態がないか，あっても短い．
- **ウエスト症候群**：乳児期に頭部を前屈し両上肢を挙上する発作が反復する（シリーズ）．

発作表による記録（図3）

発作表を記録しておくと，現在や過去の状況（発作頻度，発作型，発作時間，発作が起きやすい時間帯，発作周期，睡眠時間など）が一目でわかり，てんかん診療において非常に有

用です．たとえば，睡眠不足や体調不良になると
てんかん発作が誘発されやすいから気をつけよう
とか，いま発作が増えているのは生理などによる
周期的な状態なので抗てんかん薬の変更はしない
などの対策を立てやすくなります．また，抗てん
かん薬を使用したときの発作頻度の変化から，抗
てんかん薬の有効性をより簡単に判断できます．
長年にわたって治療を行っている患者さんには，

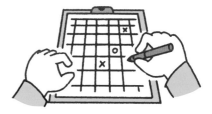

発作表はよりよい自己管理や発作コント
ロールにつながります．

今使用している薬剤が以前使用したときにどの発作型にどれくらい有効であったかがわかる
ことで，抗てんかん薬を調整する目安にもなります．

　具体的には，発作のタイプによって印を変え，睡眠時間や，この日の発作はなぜ起こった
か，たとえば寝不足だった，薬を飲み忘れたとか，非常にストレスを感じた日だとか，風邪
を引いたとかを書き込み，さらに抗てんかん薬服用が始まった日などのメモも発作表に残し
ておくとよいでしょう．

　大切なことを発作表に書き込むことで，医師だけでなく，自分のコンディションに対する
理解も深まり，よりよい自己管理や発作コントロールにつながります．

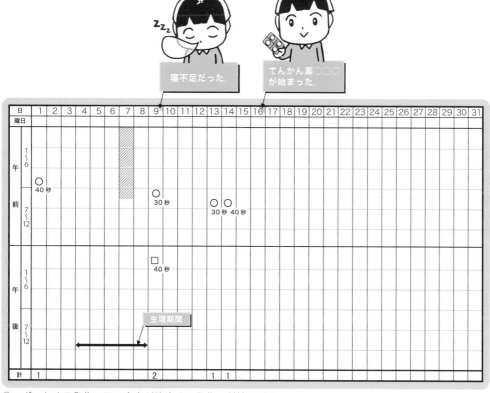

○：ボーとする発作，□：全身が強直する発作，斜線：睡眠

図3．発作表

動画による記録

発作を携帯電話やデジタルカメラなどで撮影しておくと、発作型を判断するうえで非常に役立つことがあります。

長時間脳波ビデオ同時記録検査

発作時の様子（映像）と脳波を同時に記録し、発作を詳しく観察し、脳波との関連を調べてより正確に診断するための検査です。入院して行います。この検査を行う理由には以下のようなものがあります。

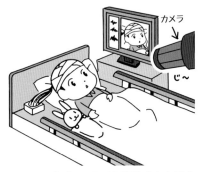

長時間脳波ビデオ同時記録検査なら発作と脳波を同時に記録することができます。

❶ 本当にてんかん発作かどうかを区別する

てんかん発作と紛らわしいものには、失神、無酸素性発作、一過性脳虚血発作、泣き入りひきつけ、不随意運動、片頭痛、心因性発作などがあります。乳幼児では発作かどうかの判断が難しい場合も少なくありません。てんかん患者さんに心因性発作が併存する場合もあります。これらは発作時にてんかん性脳波異常がないことでてんかん発作と区別でき、抗てんかん薬の誤った使用を防ぐことにもなります。

❷ 発作型の診断

焦点発作か全般発作かの区別が必要な場合、たとえば焦点意識減損発作と欠神発作はどちらも「ボーとして反応が低下する発作」ですが、この検査で区別できます。また、ともに「短いぴくつき」である、持続時間のごく短い強直発作とミオクロニー発作との区別にもこの検査が有用です。発作型がわかることで正しいてんかんの診断が得られ、適切な抗てんかん薬を選択することができます。

❸ その他

外科治療を考える際、大脳皮質のどこからてんかん発作が始まるのかを判断する必要があります。映像で発作症状を、発作時脳波でてんかん性発射の起始部位と広がり方を分析し、発作焦点部位をより正確に推定します。

[福岡 正隆]

てんかんQ&A.7

Q 患者として普段何を記録しておけばよいでしょうか？

A　病院を受診し医師に症状を伝えるとき，伝えるべきことを思い出せずに困った経験はないでしょうか．確実に伝えられるように，記録するようにしましょう．おかしいと思ったら，紙に書いたり，発作が多いのであれば，小さなノートを準備しておくようにします．しかし，何をどうやって書いておけばいいのかよくわからない方もいるかもしれません．そこで，どのようなことを記録すればいいのか，ポイントを押さえていきましょう（**表1**）．患者さんが自覚している内容と目撃者が観察した内容のどちらも大切です．

　発作が起きたとき，焦ってしまいますよね．そこで，家庭用のビデオやデジタルカメラ，携帯電話の動画を活用しましょう．撮影時に，発作の状況（右の手だけけいれんしている，顔が右に引きつっている，目をパチパチしているなど）を実況し録音しておくとよりわかりやすいと思います．

表1．患者さんが普段記録しておくポイント

発作が始まるときの症状

1）いつ・何をしていたか（発作の好発状況や誘因）
　①寝起きや寝入りの眠りの浅いとき，覚醒時，睡眠中
　②疲れや睡眠不足のとき
　③発熱の有無
　④入浴中（湯温計があれば，温度を測ってみましょう）
　⑤テレビなどのチカチカする光，シマシマの模様など，どんなものをみていたか
　⑥遊びやオモチャの内容
　⑦服薬忘れがなかったか
　⑧生理との関連（女性）など
2）始まりの症状
　①発作前にいつもと違うと感じるようなことがあったか（一定年齢以上の子どもには，「発作になるのがわかった？ どんな感じがした？」と聞いてみましょう）
　②乳幼児の場合，急に泣き出す，表情がなくなる，しがみついてくる，反応が鈍くなるなどのサインがあったか

発作中の症状

1）両手足の様子
　①けいれんはしていたか，指先だけピクピク動いていたか
　②動いていたのは，全身か手足の一部だけか，左右の差はあったか
　③力が入り，筋肉が硬くなったか（発作中に，手足を触ってみましょう）
2）頭・顔・目・声
　①顔や目は左右どちらを向いていたか
　②顔や口元の引きつりはあったか
　③唇の色は悪くなかったか
　④発作中，声は出ていたか
　⑤口をモグモグさせるような動きはあったか

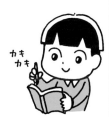

カキカキ

医師に確実に症状を伝えられるように，記録をする習慣をつけましょう．

3）声かけや皮膚をつねるなどして，反応はあったか
4）発作の続いた時間
　①けいれんや身体をピクンと動かしていた時間
　②身体の力が抜けてから，反応が戻るまでの時間
5）嘔吐，尿失禁，咬舌はあったか

発作後の症状

1）意識状態
　①反応はすぐ戻ったか，反応がない状態が長く続いたか
　②反応のないとき，服を触り続ける，周囲を歩き回るなどの動きはあったか，そのまま眠ってしまったか
　③発作中の呼びかけや出来事を覚えているか
2）麻痺や会話の状況
　①左右の手足は動かせるか
　②言葉が理解できるか，しゃべれるか

発作の起きる頻度

1）発作は何時頃に何回あったか
2）重積状態や群発はあったか
3）以前の発作はいつだったか

発作への対応

1）頓服（ダイアップなど）を使用したか
2）病院（救急）でどのような処置や薬剤を受けたか

最近の状況

1）薬の種類や量に変化はあったか
2）1ヵ月以内に予防接種を受けたか
3）体重の変動はなかったか
4）体調の不良はなかったか
5）その他

[米山 美紀]

4 てんかんの検査 ···· a. 血液検査, 尿検査

先天性代謝異常の検査

てんかんの原因のひとつである有機酸・アミノ酸・脂肪酸などの先天性代謝異常症は主に新生児期から乳児期に発症し, 頻度は多くないものの, 様々な種類があります. 先天性代謝異常が疑われるときには血液, 尿, 髄液などの有機酸分析, アミノ酸分析, 尿メタボローム解析などを行います. ただし, けいれんや意識障害などの急性期でないと異常がわからない場合もあります. このような場合には最終的に酵素活性や筋生検, 遺伝子検査で診断されます.

てんかんが原因ではない発作

てんかん以外に, 単発の発作や発作の重積を起こす病気が多数存在します. これらの発作は状況関連発作 (急性症候性発作, 機会発作) と呼ばれます. これらの発作の原因となる病気を調べるため, 血液検査や尿検査などを行います. 血液や尿の検査などでわかる状況関連発作の原因には, 大きく分けると感染症 (熱性けいれん, 軽症下痢に伴う乳児けいれん, 髄膜炎, 急性脳炎・脳症), 代謝障害 (電解質, アンモニア, アミノ酸, 有機酸), 薬剤などがあげられます.

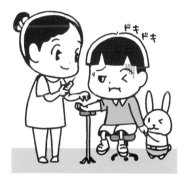

発作の原因となっている感染症や代謝障害の有無を調べることができます.

具体的な血液検査, 尿検査の内容

① 白血球・CRP など

炎症の程度がわかります. 感染に伴う熱性けいれん, 髄膜炎, 脳炎・脳症などのときに, その他の検査と総合して判断します.

② 電解質異常

血液中のナトリウム, マグネシウム, カルシウムなどの値の異常で, けいれんや, けいれんに似た振戦などの不随意運動が起こることがあります.

③ 有機酸, アミノ酸

有機酸・アミノ酸・脂肪酸などの先天性代謝異常が疑われるときに血液や尿, 髄液などを調べます. けいれん時や意識障害時などの急性期の検体でないと異常が確認できないことが

ありますので，急性期の検体を保存しておくことが大切です．

④ タンデム マススクリーニング検査

有機酸代謝異常症や脂肪酸代謝異常症，尿素サイクル異常症などの先天代謝異常症を濾紙血で幅広く調べるタンデム マススクリーニング検査も行われています．

⑤ 血液ガス

血液の酸とアルカリのバランスを調べます．代謝異常症などにより身体の中に酸がたまると異常が認められます．

⑥ 乳酸，ピルビン酸

代謝異常症のなかでも，とくに細胞のなかでエネルギーをつくっているミトコンドリアの異常などにより異常値を示します．

⑦ アンモニア

肝臓の病気や先天性代謝異常により，アンモニアの値が高くなる場合があります．

⑧ 血　糖

低血糖や高血糖が原因でけいれんが起こることがあります．

⑨ 凝固検査

てんかんの原因として脳血管障害がある場合に，凝固異常が隠れていないか検査します．

⑩ 薬　剤

たとえば喘息治療に用いられるテオフィリンは，小児ではけいれんを起こす場合もあることが知られており，血液中の濃度が測定できます．

⑪ 尿検査

尿は身体のなかでの代謝の状態を表します．尿糖や尿中有機酸などの他，尿中代謝物をいっせいに調べられる尿中メタボローム解析などがあります．

[山口 解冬]

4 てんかんの検査 ・・・・ b. 脳波検査

脳波とは

　脳は神経細胞のかたまりで，神経細胞が電気的に適切な活動をすることでヒトはものを考えたり，手足を動かしたりしています．この神経細胞に過剰な電気活動が起こると，てんかん発作が起こります．脳波とは，頭皮に電極を貼りつけてこの電気活動を記録するものです．脳波検査では，光過敏性を調べるための光刺激や，睡眠脳波を記録するために睡眠薬を使用することはありますが，造影剤の注射，電気刺激，放射線被曝などはなく，非常に安全な検査です．

てんかんの患者さんでみられる脳波異常

　てんかんの患者さんでは脳波で特徴的な形の波が記録されますが，これをてんかん性放電といいます．てんかん性放電には発作ではないときに出現するもの（発作間欠時てんかん性放電）と発作時に出現するもの（発作時てんかん性放電）とがあります．これらのてんかん性放電を記録することで，どのようなてんかんであるのか，脳のどの部位に過剰に興奮する細胞があるのか（てんかん原性焦点）などを調べます．医師はこれらの情報をもとに診断，治療をします．また，抗てんかん薬に抵抗性の場合には外科治療が行われることもありますが，その際にはこのてんかん原性焦点を検索することが非常に重要となります．

発作間欠時てんかん性放電

　てんかんの患者さんの脳波では，発作間欠時には鋭波や棘波と呼ばれる尖った波が記録されます（図4）．焦点てんかんの患者さんでは，この尖った波が出ている部分がてんかん原性焦点であると想定されます．この発作間欠時てんかん性放電は発作ではないときにも記録できることがあるので，通常の外来での脳波検査でも記録可能です．しかし，一度だけの記録では約50％のてんかん患者さんでしか発作間欠時てんかん性放電が記録されず，記録されたとしてもてんかんの焦点以外の部位から出現することもあり，さらにはてんかんでない方

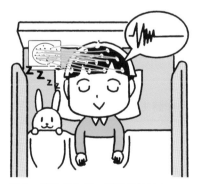

発作の間欠時には，鋭波や棘波といった尖った波が記録されます．

でも数％の方で尖った波が記録されるため，常に脳波の所見だけで正確に診断ができるわけではありません．

　脳波記録のとき，てんかん性放電がより出やすくなるように，光刺激や過呼吸などを行う

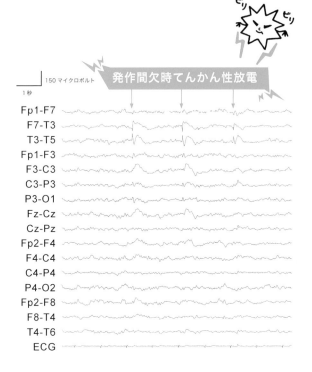

図4. 発作間欠時てんかん性放電
　左側頭葉にてんかん原性焦点を持つ患者さんから記録された発作間欠時てんかん性放電です. 矢印で示した部分に3回の鋭波が認められます.

ことがあります. また, 睡眠中にはてんかん性放電が出現しやすくなる傾向があるため, 脳波検査には睡眠不足の状態で臨み, 検査中に眠れるのが理想的です. それでも眠れない場合には睡眠薬を使用する場合もあります.

　一度の脳波では診断ができず, 繰り返し記録する必要が生じる場合もあります. また, 一度脳波で診断が確定したあとでも, 治療の評価, 薬の減量や中止の可能性の判断, てんかんの活動性の評価の指針ともなりますので, 定期的に検査をする必要があります.

発作時てんかん性放電

　前述のとおり, てんかん患者さんでも発作間欠時にはてんかん性放電を認めないこともあり, 尖った波は本来の焦点以外でもみられることがあるため, 発作間欠時の脳波検査だけでは不十分な場合があります. そのため, 必要に応じて発作時の脳波を評価します.

　発作時の脳波では, 規則正しい律動的な波が出現したり, これらの電気的な神経活動が焦点から

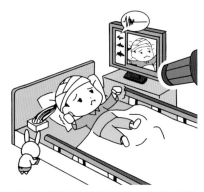

発作時の脳波異常を記録できれば, 放電する焦点をより詳細に推定できます.

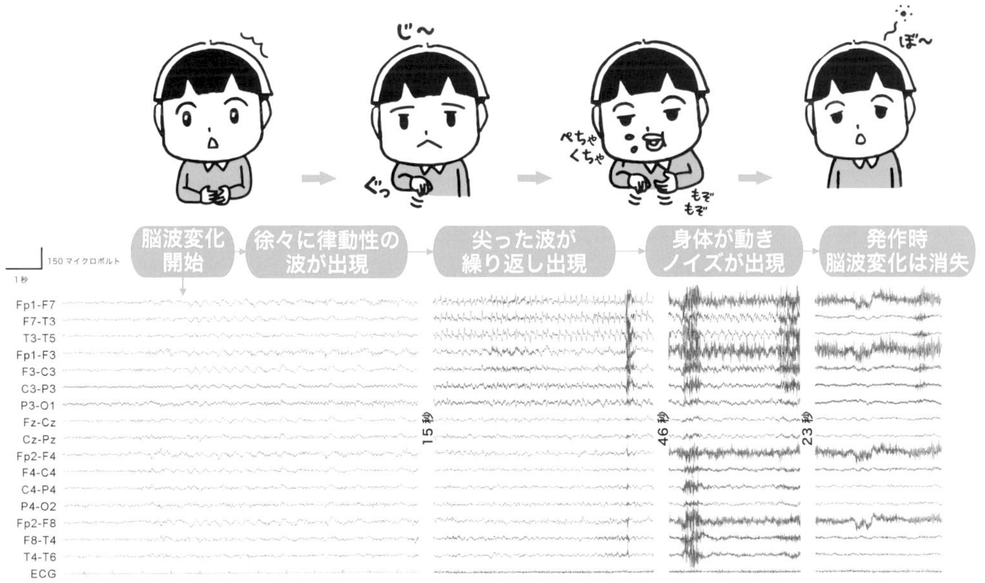

図5. 発作時てんかん性放電
　左後頭葉にてんかん原性焦点を持つ患者さんから記録された発作時てんかん性放電です．矢印で示した部分から脳波変化が始まっています．はじめは脳全体に徐波が出現し，その後に徐々に律動性の波が出現します．15秒後の脳波では律動性の波の振幅が大きくなり，尖ってきています．さらに46秒経過した脳波では身体の動きのためのノイズ（アーチファクト）が混じり脳波が判読しにくくなりますが，律動がゆっくりになっていることがわかります．その23秒後に発作症状は終了し，脳波上も律動性の発作時脳波変化が消失しています．

周囲の脳に広がっていく様子を観察することができます（**図5**）．このような脳波所見を解析することで，てんかん原性焦点をさらに詳細に推定することができます．発作時の脳波異常は記録さえできれば，その信頼性は非常に高いものです．しかし，発作時の脳波を記録するためには発作が起こるのを待たなければなりません．そのため，脳波の電極をつけたまま検査室や専用の病室で発作が起こるまで脳波を記録し続ける必要があります．ときには，発作をなるべく早く起こすため抗てんかん薬を減量することもあります．さらに，このようにして発作時脳波が記録されても，発作中のけいれんや身体の動きのためにノイズ（アーチファクト）が入り，脳波の判読が困難なことも珍しくありません．発作時脳波といえども決して万能ではありません．

　てんかんの診断のためには発作の最中にどのような症状がみられるかを詳細に検討することが非常に重要です．しかし，患者さん自身は発作時に意識がないため発作のことを覚えていないことも多く，目撃者も発作をはじまりからみているとは限らず，しかも慌てていて発作の様子を詳細には覚えていないこともあります．そのため，長時間脳波で発作を記録する際，発作の様子を同時記録することは非常に有用であり，ビデオ映像を同時に記録しながら行うことが一般的です．

[寺田 清人]

誘発電位検査

　誘発電位検査とは，各種の刺激により脳波などの変化を調べる検査です．たとえば，電気刺激による体性感覚誘発電位（SEP）が大きく出現（巨大 SEP）する場合，進行性ミオクローヌスてんかんや若年ミオクロニーてんかんの診断や鑑別の助けとなることがあります．

脳磁図

　脳磁図は，頭皮を出入りする磁力線の変化を記録する検査です．磁力線は神経細胞群の電気活動によって右ねじの法則に従って生じたもので，地磁気の 1 億分の 1 しかないので磁気遮蔽室で特殊な機械（脳磁計）で記録します．わが国では約 15 ヵ所の病院で臨床検査が行われています．

1 脳波とどう違うか

　脳波検査は神経細胞の周囲に生じた電流が脳脊髄液や頭蓋骨を伝わって頭皮上に生じる電圧の時間的変化を波形として記録したものです．てんかん性異常波（スパイク）の大まかな部位はわかりますが，電気の伝わりやすさは脳・髄液・頭蓋骨で異なるのでスパイクの発生源を立体的かつ正確に求めることは困難です．脳波ではみえないスパイクが脳磁図で明瞭にみられて診断につながり，治療方針の決定・修正に役立つ場合もあります．

2 脳磁図で何がわかるか

　磁力線の通りやすさは脳・髄液・頭蓋骨でほぼ同じなので，頭皮上の磁力線分布をもとにコンピュータで発生源の立体的推定が容易です．個々のスパイクについて発生源を推定し，複数のスパイクの発生源が脳のどの部位に集まるかを検討します（図6）．発生源の位置や方向によっては解析できない場合があります．測定中に頭が動くと正確に記録できないので非発作時の検査が一般的で，小児では鎮静が必要です．測定されたスパイクがてんかんの原因であるかどうかを，発作症状，MRI，発作時脳波などと総合して判断します．各種刺激を用いて手足の感覚野，視覚野，聴覚野の部位と働きを調べる誘発磁場検査も可能です．

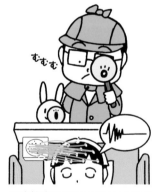

脳波検査ではみえないスパイクが脳磁図でみられることがあります．

3 どんな場合に脳磁図検査を行うか

　保険適用は，①てんかん外科治療前に手術部位の診断や手術方法の選択を含めた治療方針

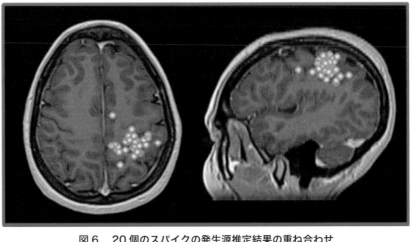

図6. 20個のスパイクの発生源推定結果の重ね合わせ

の決定，②中枢神経疾患に伴う感覚障害もしくは運動障害，原発性てんかんまたは続発性てんかんの鑑別診断，となっていて，患者一人につき1回のみ認められています．脳波ではみえないスパイクが脳磁図で明瞭にみられて診断につながり，治療方針の決定・修正に役立つ場合もあります．

[今井 克美]

4 てんかんの検査 ···· d. 画像検査（CT, MRI, SPECT, PET）

てんかん診療で用いられる主な画像検査には，X線コンピュータ断層撮影（CT），磁気共鳴画像（MRI），放射性同位元素を用いたSPECT（単一光子放射断層撮影），PET（陽電子放射断層撮影）があります．CT，MRIでは脳の形態的な異常を調べ，SPECTでは脳血流や神経受容体濃度，PETでは脳のブドウ糖代謝など脳の機能的な異常を調べます（図7）．

てんかんにおける画像診断は，てんかんの原因となる病変の有無を確認することから始まりますが，とくに難治性てんかんに対する外科治療の適応判断においては欠かせないものです．病変は脳腫瘍，脳や血管

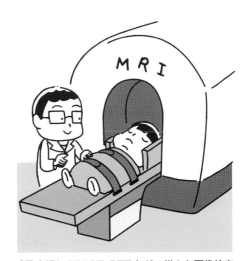

CT, MRI, SPECT, PETなどの様々な画像検査があります．

の形成異常，頭部外傷や脳血管障害後の瘢痕など多彩です．CTでは大きな病変や石灰化病変が検出できますが，MRIではさらに小さな病変（海馬硬化や血管腫，皮質異形成など）

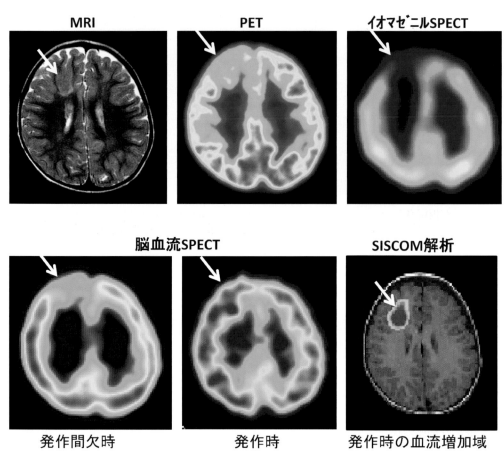

| MRI | PET | イオマゼニルSPECT |

| 脳血流SPECT | | SISCOM解析 |

発作間欠時　　　　　　　発作時　　　　　発作時の血流増加域

図7. 右前頭葉に皮質異形成を有する前頭葉てんかん例
　MRI では右の上前頭溝皮質の肥厚と皮質下の高信号が認められ，PET では同部位のブドウ糖代謝の低下，イオマゼニル SPECT ではベンゾジアゼピン受容体濃度の低下が認められる．脳血流 SPECT では，発作間欠時の脳血流低下が，発作時には血流増加に転じており，この血流増加域が統計学的手法を用いた解析（SISCOM）で明瞭に描出されている．

　が検出可能でもっとも頻用されています．しかし，初回の検査ですべての病変がみつかるわけではなく，経過を追って検査を繰り返すことで微細な病変の存在が明らかになったり，進行性に大きくなったりするなどの異常所見が捉えられることもあります．

　また，脳血流 SPECT や PET などで脳の血流や代謝の状態を調べると，病変の有無にかかわらず，発作のない間欠期と発作時では状態が変化している様子がわかります．てんかん焦点（発作の原因となる部位）では，おおむね間欠期には脳の血流や代謝が低下し，発作時には逆に上昇に転じることが多く，診断の手助けとなります．発作時と発作間欠時のそれぞれの SPECT の結果を差し引きすることで血流上昇部位をより際立たせ，てんかん焦点の診断率を上げる解析方法（SISCOM）もあり，とくに MRI などで明らかな病変が認められない場合に有用とされています．しかし，実際には発作の型や頻度，発作の時期などの影響を受け複雑な所見を呈する場合もあるため，てんかん専門医による慎重な判断が必要です．一方，ベンゾジアゼピン受容体を評価するイオマゼニル SPECT は，先に述べた発作による影

響を受けにくく，抑制系の神経受容体濃度の低下所見が焦点診断に役立つ場合があります．最近では検査機器の性能向上に加え，コンピュータを用いた統計学的な解析法の導入により，客観性，再現性に優れたさらに精度の高い診断・評価が可能になってきています．

［近藤 聡彦］

4 てんかんの検査 ・・・・ e. 神経心理検査

　神経心理検査は，高次脳機能障害の有無を調べるために用いられます．高次脳機能障害とは，大脳が損傷されたために，言語・思考・認知・記憶・行為・注意などの高次脳機能に障害が起きた状態をいいます．神経心理検査を用いることで，高次脳機能障害を数値化し，定量的・客観的に評価することができます．検査には，知能検査，記憶検査，言語機能や注意機能といった各種の機能に関連した検査など，多くの種類があります．

どうして神経心理検査が必要なのか

　てんかんの患者さん，とくに薬物治療で発作の抑制ができない難治性てんかんの患者さんは，高次脳機能障害を合併することがあるため，患者さんの高次脳機能の状態を把握することが必要となります．てんかんの患者さんにおける神経心理検査は，大きく3つの目的に分けられます．

①てんかん病態に関する検討：てんかんの発作そのものの高次脳機能への影響や，発作を長く持っていることによる影響を知るために行われます．

②薬剤の影響に関する検討：薬剤の変更に伴って生じた高次脳機能への影響を知るために行われます．

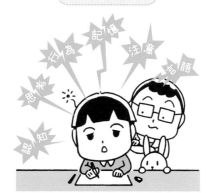

発作や薬の副作用が脳の機能に影響を及ぼすことがあります．

③病変そのものの影響に関する検討：前頭葉機能，側頭葉機能，頭頂葉機能，後頭葉機能といった局在機能に病変が及ぼす影響について検討が行われます．

神経心理検査とてんかん外科治療

　神経心理検査がもっとも必要とされているのは，てんかん外科治療に関連した手術前と手術後の評価です．薬物治療で発作の抑制ができない難治性てんかんに対して脳外科治療が行われる場合があり，多くの患者さんで発作が消失することが知られています．しかし，てんかん発作の焦点となっている部位は，発作を起こしている一方で機能も担っており，切除に

より片麻痺が出現したり，言語や記憶などの高次脳機能に関連した後遺症が出現する可能性があります．そのため，手術前に神経心理検査を行って高次脳機能の状態像を把握し，手術後の高次脳機能障害の出現を回避するのに役立てます．また，手術後の神経心理検査は，手術前と同じ検査を行い，結果を比較することで，手術による高次脳機能への影響を把握するのに役立ちます．

主な神経心理検査一覧

- **知能検査**：WAIS-Ⅳ知能検査（成人用），WISC-Ⅳ知能検査（児童用），田中ビネー知能検査Ⅴ
- **記憶検査**：WMS-R（ウェクスラー記憶評価尺度・改訂版），三宅式記銘力検査，ベントン視覚記銘検査，レイ複雑図形検査（ROCFT），標準言語性対連合学習検査（S-PA）
- **前頭葉機能検査**：WCST（ウィスコンシンカード分類検査），言語流暢性課題（VFT），トレイルメイキングテスト，ストループテスト
- **注意力検査**：標準注意検査法（CAT）
- **遂行機能検査**：遂行機能障害症候群の行動評価（BADS）
- **言語機能検査**：標準失語症検査（SLTA）
- **その他**：標準高次動作性検査（SPTA），標準高次視知覚検査（VPTA）

［笠井 良修］

4 てんかんの検査 ···· f. 発達検査

　発達検査は，運動面，認知面，対人・言語面，生活習慣面など，子どもの日常生活にわたる様々な分野の発達について調べるために用いられます．子どもの発達は，それぞれの分野や側面によって進む速さや程度は異なります．発達の進み方には共通する順序があり，たとえば立てるようになり歩けるようになる，といった具合に，各分野において「できるようになる」を積み重ねながら成長していきます．発達検査を使って客観的に調べることで，子どもの全体的な発達だけでなく，それぞれの分野の発達の度合いやバランスをみていきます．また，発達検査は乳幼児期から使用できるものが多く，発達を早期から継続してみていくことができます．家族から教えてもらう日常生活の様子と，発達検査から得られた内容を組み合わせて考えることで，より子どもの発達を正確に捉えることや子どもに添ったかかわり方と支援を考えることが可能になります．

　発達検査の方法としては，①子どもが検査者と課題を行う検査，②家族が子どもに関する質問に答える検査の2種類があります．①では，子どもができる限り安心して検査に臨めるよう，検査者が子どもと遊んだり，話しかけたりしながらかかわっていくことがあります．②では，家族が質問紙に答える種類のものや，家族が検査者と話しながら質問に答えていくものがあります．

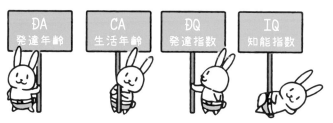

発達検査や知能検査の結果は支援計画を立案する際の情報になります．

　検査の結果は発達指数（developmental quotient：DQ）という数値や，それぞれの発達領域における結果の相当年齢である発達年齢（developmental age：DA）で表されます．発達指数は，それぞれの検査によって測られる内容が異なるため，たとえば複数の異なる検査で同じ発達指数であったとしても，まったく同じ検査結果であるとは限らないことに留意が必要です．知能検査では知能指数（intelligence quotient：IQ）が使われますが，知能検査では全般的な知的能力や，言語能力や記憶力など知的能力に含まれる様々な分野の能力を詳しく調べるのに対して，発達指数は知的能力以外に運動，対人関係，日常生活などの項目も含む広い範囲の発達を対象としており，一概に比べることは難しいと考えられています．

　発達検査の結果は，診断や治療の際に加えて，子どもに添った適切なかかわりを行うために，日常生活での支援計画や就学時にも役立てられることがあります．子どもは日々成長し発達していくため，1回の検査結果で子どもの発達をすべて判断するのではなく，必要なときに定期的に検査を行うことで，そのときどきでの子どもの様子や前回からの成長を捉えることができます．検査結果をみていく際には，数値の推移だけではなく，検査の内容に含まれる「どの分野が，どのようにできるようになったか」「どの分野で，どのように支援することがよいか」などを担当者と相談していくことが，発達検査の効果的な活かし方であると考えられます．

　表2は，静岡てんかん・神経医療センターで比較的よく用いられている検査です．

表2．当院で用いられる発達検査の一例

検査名	実施方法	適用年齢
新版K式発達検査2001	本人への課題実施	0歳0ヵ月～成人
遠城寺式乳幼児分析的発達検査法	家族への質問	0歳0ヵ月～4歳8ヵ月
津守・稲毛式乳幼児精神発達診断法	家族への質問	0歳0ヵ月～7歳0ヵ月
S-M社会生活能力検査	家族への質問	1歳0ヵ月～13歳0ヵ月
絵画語い発達検査	本人への課題実施	3歳0ヵ月～12歳3ヵ月
フロスティッグ視知覚発達検査	本人への課題実施	4歳0ヵ月～7歳11ヵ月

［山﨑 美鈴］

てんかんの染色体検査，遺伝子検査

てんかんの原因には様々な病態があり，原因不明であることも珍しくありません．しかし最近は検査技術の進歩に伴い，少しずつですが原因が判明してきています．てんかんに発達遅滞や奇形（形態異常）などを合併しているとき，染色体検査によって病気の原因がわかる場合もあります．また，ある種のてんかんの直接原因となる遺伝子異常や，てんかんを併存する病気の遺伝子異常などが判明してきています．

染色体検査

染色体は遺伝情報の集まりで，ヒトは46本の染色体をもっています．遺伝情報を文字に例えると，染色体は文字（遺伝情報）が書かれた百科事典のようなものです．46冊すべての百科事典が正しい順番で本棚に収まっているか，本が大きく破けたり，部分的に入れ替わったり，重複したりしていないか，余分な部分がないかなどをおおまかに調べるのが染色体検査です．検査方法には，スクリーニングのGバンド法や高精度分染法，FISH（蛍光インサイチューハイブリダイゼーション）法，SKY（spectral karyotyping）法や，網羅的に解析できるアレイCGHなどがあります．てんかんの原因として有名なものには，ダウン症候群や4p-症候群などがあり，染色体検査で診断がつきます．

遺伝子検査

遺伝子検査は染色体検査より詳しく遺伝情報を調べる検査であり，百科事典の何ページの何行目に何が書いてあるかを調べるような検査です．ドラベ症候群やウエスト症候群，早期乳児てんかん性脳症，進行性ミオクローヌスてんかんなど一部のてんかんでは原因遺伝子が判明しているものもあり，ドラベ症候群などの一部の遺伝子は検査会社で保険診療の範囲で調べられるようになりました．最近は目的の遺伝子をひとつずつ調べる従来の手法に加え，次世代シーケンサーという手法で複数の遺伝子を同時に解析できるようになり，新たに診断される患者さん

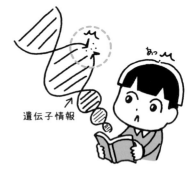

遺伝子情報

あっ

遺伝子検査は正しい遺伝子情報が書かれているか調べるための検査です．

も多くいますが，一部の研究施設のみで行われており，病歴や臨床症状，その他の検査結果などからさらに調べたほうがよいと判断された場合に検討される特殊な検査です．

染色体検査，遺伝子検査の意義

　染色体検査，遺伝子検査によって原因がわかると，患者さんそれぞれのてんかん症状に適したあるいは避けるべき薬剤，治療法の選択が可能となり，併存症や発作も含めて，今後起こりうる症状が予測できる場合もあります．遺伝子治療の研究も進んでいます．

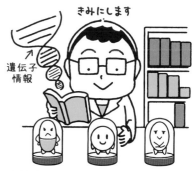

きみにします

遺伝子情報

診断がはっきりすることで，適切な薬を選択することができます．

[山口 解冬]

てんかんQ&A.8

Q てんかん発作と間違えやすい発作はありますか？（子ども）

A
　てんかん発作と間違われやすい症状としては，主に一時的に意識を失う，あるいは失っているようにみえる，身体の一部あるいは全体が勝手に動く，逆に動かなくなるものなど，てんかん発作とよく似た症状がみられるものがあります（表3）．

　新生児・乳児期では，小児期以降と比べると意識が失われない症状を多く認めます．ほとんどは成長とともに症状がなくなりますが，そうでない症状もあります．ジッタリネスは低血糖や低カルシウム血症を伴うことがあり，胃食道逆流では頭や

表3．てんかんと間違われる症状および疾患の例（子ども）

	症　状	意識が失われる/失われているようにみえる	身体の一部あるいは全体が動く	その他
疾患	新生児・乳幼児期	泣き入りひきつけ 息止め発作 熱性けいれん	ミオクローヌス ジッタリネス 身震い発作 常同行為 乳児の自慰行為 胃食道逆流	小児交互性片麻痺
	小児期・思春期	失神 不整脈 睡眠随伴症 （錯乱性覚醒，睡眠遊行症，夜驚症） ナルコレプシー 心因性発作	ミオクローヌス チック 心因性発作	偏頭痛 心因性発作

背中をそらせるような症状が授乳や食事をすることにより出現し，どちらも原因に対する治療が必要です．

　小児期以降は成人期と同じような症状や疾患が多くなります．小児期の睡眠随伴症は，家族歴があることが多く，年齢とともに消失することが期待されます．

　子どもがてんかんと診断されていると，保護者が心配になって子どもの動きをよくみるようになり，診断される前なら気にならなかった症状が気になるようになります．「"一点を凝視して動きが止まります．"，"寝ていると一瞬ピクッと手や足が動きます．" てんかん発作ですか？」などのご質問があります．どちらの症状もてんかん発作でもてんかん発作でないものもあります．

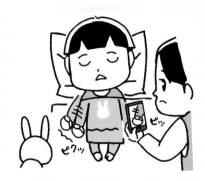

気になる症状は動画で撮影しておきましょう.

　てんかん発作かてんかんでない症状なのかは，言葉での説明も大切ですが，動画があるとさらに鑑別の助けになることがあります．気になる症状があれば携帯電話などで動画撮影を行い受診の際に持参されることをお勧めします．

　動画でも診断が難しいときは，脳波とビデオを同時に記録する長時間ビデオ脳波同時記録検査を行うことにより多くの場合で判断することができます．

　てんかん発作でない症状に抗てんかん薬を使用しても効果が期待できません．治療を始める前や治療がうまくいかない場合は，本当にてんかん発作かどうかを確認することが大切です．

[大松 泰生]

 てんかん**Q & A.9**

Q てんかん発作と間違えやすい発作はありますか？（大人）

A
　一時的に意識を失う，あるいは失っているようにみえる，身体の一部あるいは全体が勝手に動くなど，てんかん発作とよく似た症状がみられることがあります（**表4**）．

　失神（一時的に脳全体が必要とする血液が十分に行き届かなる状態）はてんかん発作と間違われやすい状態のひとつです．咳やくしゃみ，排尿をした直後に意識を失う神経調節性失神や，座ったところから急に立ち上がったときに起こる起立性低

表4．てんかんと間違われる発作および疾患の例（大人）

症状	意識が失われる/失われているようにみえる	身体の一部あるいは全体が動く	その他
疾患	神経調節性失神 起立性低血圧 不整脈/弁膜症/心筋症 ナルコレプシー 心因性発作	ミオクローヌスなどの不随意運動 線維束攣縮 心因性発作	偏頭痛 一過性全健忘 一過性脳虚血発作 心因性発作

血圧（いわゆる立ちくらみ）などが代表的なものです．また，心疾患（不整脈，弁膜症，心筋症）による脳血流の低下も失神の原因になります．こうした発作は短いけいれんを伴うこともあるため，てんかん発作と誤って診断されることがあります．神経調節性失神や起立性低血圧は病歴で診断がつくことが多いですが，ホルター心電図や心臓超音波検査により，不整脈や心臓の構造異常などがみつかって，失神の原因が判明する場合もあります．もちろん，このような疾患においては，脳波検査でてんかん性異常はみられません．

　睡眠障害もてんかんと間違われやすい病気です．ナルコレプシーは睡眠発作（突然寝入ってしまう）が主な症状で，突発性睡眠を意識消失と勘違いされ，てんかん発作と間違われることがあります．レム睡眠行動障害では夜間の異常行動がみられ（レム睡眠中に怒鳴ったり，手足をばたつかせたりする），てんかんとの区別が必要な病気です．詳細な病歴聴取に加え，睡眠検査により診断がつきます．

　寝入りばなに全身ないし身体の一部が一瞬ビクッと動くという経験をされる方は多いと思われます．これは入眠時ミオクローヌスという不随意運動（自身の意志に基づかない運動）で，てんかん発作と間違われることがあります．また，疲れた際などにまぶたや身体の筋肉の一部がピクピクとふるえることがありますが，これは線維束攣縮という現象でてんかん発作ではありません．

　もうひとつ，てんかん発作に似ている状態として重要なものに，心因性非てんかん性発作があります．反応がなくなったり，全身を激しくバタバタと動かしたり，逆に意識があるのに動けないなど症状は様々です．てんかんのある患者さんに同時に心因性非てんかん性発作がみられることもあり，区別が難しいこともありますが，脳波とビデオを同時に記録する長時間ビデオ脳波同時記録検査を行うことで多くの場合は判断できます．

［荒木 保清］

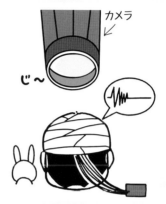

カメラ

じ～

脳波とビデオを同時に記録する検査で多くの場合は判断できます．

第 4 章

発作以外の病気・症状

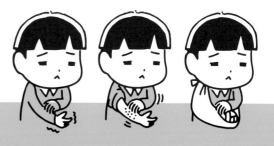

　患者さんに，てんかんやてんかんの治療と関連して身体の病気や症状が現れることがあります．原因別に説明します．

てんかんの原因に関連するもの

　症候性（原因となる脳病変がある）てんかんで基礎病変に起因する身体併存症がみられる場合があります．前頭葉の運動野に近い部位の障害では四肢の麻痺や言語，摂食機能の障害を伴うことがあり，後頭葉の障害では視野欠損などの視覚障害が生じることがあります．また，側頭葉てんかんではときに顔面麻痺を伴うことがあります．みたところ麻痺がなくても，微かな麻痺（不器用にみえる動作）が社会活動上の障壁になることがあり，職業適性を決定するためにこれらの症状の評価が有用になる場合があります．麻痺が進行してくるような場合には，限局性脳炎に伴うてんかん（ラスムッセン症候群）の可能性も考慮する必要があります．

薬物の副作用や外科切除の後遺症として出現するもの

　薬物の副作用はしばしば上記の身体併存症を助長します．両者を区別することが難しい場合があるので注意が必要です．また，薬物とホルモンの相互作用により，骨代謝が低下して骨折しやすくなったり，生理の不順や卵巣機能の障害が生じたりすることもあります．一部の薬物では歯肉が腫れたり，皮膚症状が現れたりすることもあります．

　外科治療のあとに麻痺などの身体症状が生じることもあります．これは多くの場合，術前に想定可能で，主治医と患者さんとの間であらかじめ生じうる後遺症について十分に話し合います（詳細は第5章を参照）．

てんかん発作に起因するもの

　発作自体が身体に及ぼす侵襲と，発作によって二次的にこうむった外傷に分けられ，たいていは一時的なものですが，ときに恒久的な障害を残します．けいれんや意識障害に伴い食物や唾液を吸入して肺炎を引き起こすことがあります．また，てんかん発作による転倒などの事故に伴う外傷も，しばしば重大な結果を招きます．発作自体が身体に及ぼす侵襲として，発作直後に生ずるトッド麻痺は通常，数分〜数十分で回復しますが，発作が頻発する場合には恒久的な障害との区別が難しくなります．発作後の頭痛や嘔気は主に脳血管の血流変化によるものと考えられ，全身けいれんや後頭葉発作のあとに多くみられます．早朝覚醒時の頭痛，嘔気，筋肉痛，倦怠感は，夜間睡眠中のけいれん発作の存在を疑わせる場合があります．長時間のけいれん重積状態はときに恒久的な脳障害を引き起こし，知的障害や四肢の障害を残します．

環境的要因

　身体合併症の重要な原因として，主に発作による転倒を危惧して歩行や運動を控えるために生ずる筋力低下（廃用症候群）があります．また，運動不足により肥満や糖尿病なども生じやすくなるので注意が必要です．

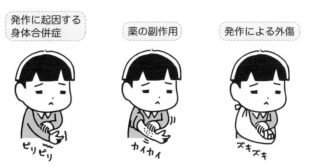

病態，薬，発作に関連した様々な症状が現れることがあります．

［芳村　勝城］

2　てんかんと突然死

SUDEPとは

　多くのてんかん患者さんは，治療によって発作がコントロールされ，大きな支障はなく日常生活を送っています．しかし，一部の患者さんにおいては，てんかんに関連した突然死の危険が少ないながらも存在することを，患者さんおよび家族が知っておく必要があります．外傷や溺死によらない，てんかん患者さんにみられる予期せぬ突然死をSUDEP（sudden unexpected death in epilepsy）といいます．SUDEPは目撃されていたか否か，てんかん発作によるかどうかは問わないと定義されています．ただし，基本的にはこのようなことが起こる割合は低く，また注意して日常生活を送ることでさらに防ぐことができます．

発作をコントロールする

　突然死の原因については不明な点も多いのですが，多くの場合，発作，とくに全身性けいれん発作に関連して起こっていると推測されています．このため，発作のコントロールがもっとも重要な予防策といえます．治療により発作が良好にコントロールされていれば心配ありません．薬をきちんと飲まないことは発作がコントロールされない大きな要因となるため，処方された薬をきちんと服用することが大事です．自らの判断で薬の服用をやめたりせず，また薬の不足にも注意しましょう．睡眠不足や過労，アルコール摂取など，発作の誘因を避

けることも重要です.

　なお，きちんと薬物治療を続けているにもかかわらず発作が続く場合は，外科手術による治療の可能性なども含めて検討します.

日常生活での注意

　一人でいるときの発作は突然死のリスクとなりうることから，一人暮らしをするかどうかなど，生活面での考慮が必要となります．また，多くの突然死が眠っている間に起こっており，夜間の監視が有用である可能性も示唆されています.

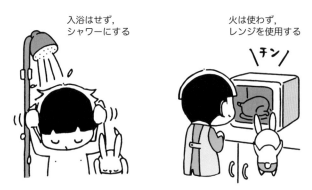

入浴はせず，
シャワーにする

火は使わず，
レンジを使用する

＼チン／

発作が起きても事故にならないように日常生活を工夫してみましょう.

　SUDEPとは別に，てんかん発作に伴う事故に気をつけましょう．たとえば，入浴中に発作が起こると溺れてしまう危険があります．入浴の際には家族に声をかけてからにするとよいでしょう．一人暮らしの場合はシャワーのみにしたほうがよいと思われます．また，調理中の発作で火傷を負うことがあります．家に人がいるときに調理する，あるいは電子レンジを使うようにするなど工夫することで危険を減らすことができます.

　あらかじめ，発作が起こった場合の対処を具体的にイメージして予防しながら生活を送ることが大切です.

[臼井　直敬]

3 てんかんと高次脳機能

てんかんは，他項でも述べられているとおり，脳神経細胞の突発的で過剰な異常活動によって発作を生じる病気です．脳は，「考える」，「行動する」，「理解する」，「話す」，「記憶する」といった，人間特有の複雑な機能をつかさどっています．このような大事な機能（「高次脳機能」と呼びます）を行う場所にてんかんが起こると，高次脳機能に影響が出る場合があります（高次機能障害）．しかし，どのような影響があるかは，てんかんの種類や，てんかんの原因になった病気（頭部外傷，脳卒中，脳腫瘍，脳炎，低酸素脳症など）によって異なります．特発性全般てんかんのように，高次脳機能障害がほとんどみられないてんかんもあります．

高次脳機能障害は，交通事故などによる脳損傷が原因で起こるものとして，失語症，失認症，失行症が代表的な症状として知られていますが，現在，行政的に定義されるものとして，記憶障害，注意障害，遂行機能障害，社会的行動障害も含まれます．てんかんの患者さんでは，人によっては高次脳機能に影響が出てくる場合があります．

失語症，失認症，失行症

失語症は，話す，聴く，読む，書くという，言葉による意思の伝達・理解がうまくできなくなる症状です．失認症は，視力は正常なのに，何をみているかわからない，誰の顔かわからない，左右がわからないなどの症状です．失行症では，手足の動きは正常なのに箸で食事をする方法がわからないなど，ある目的をもった一連の行動ができないという症状が出ます．

記憶障害

新しいことが覚えられない場合と，過去の記憶が思い出せない場合があります．新しいことが覚えられない場合には，何度も同じことを質問してしまうなどの症状がみられます．側頭葉の内側に記憶に重要な働きをする部分があるため，脳神経細胞の異常活動がこの部位から生じたり，ほかの場所からこの部位に及んだときに症状が起こる場合が多くみられます．

注意障害

注意力，集中力が保てないため，ひとつのことに集中したり，多数からひとつのことを選んで集中することができず，すぐ気が散ってしまうなどの症状があります．

遂行機能障害

失語や失行，記憶障害がなくても，物事の計画を立てて段取りよく臨機応変に行動するこ

とができなくなります.

社会的行動障害

　意欲や自発性が低下して，何もしないで一日中ぼんやりしている，あるいは，感情のコントロールがうまくできず，ちょっとしたことで極端な不安を感じたり，逆に興奮したりパニックになってしまったりします．また，これらの症状が混在してみられることもあります．この結果として，対人関係がうまく保てなくなる場合があります．

　てんかんには発作以外にこういった高次脳機能障害がみられる場合があることを理解して，適切に対応していくことが必要です．

失語症	社会的行動障害
言葉による意思の伝達がうまくいかない	一日中ぼんやりしている

てんかんに高次脳機能障害が伴う場合があります.

[本山 りえ]

4 てんかんと心の病気

心の病気はどれくらいみられるか

　てんかんの患者さんには心の病気が合併しやすいことが知られています．心の病気は，患者さんの生活の質を低下させ，ときには深刻な問題へと発展することもあります．しかし，てんかんがあると発作症状に重点が置かれやすく，併存している精神医学的な問題には目が向けられない場合も少なくありません．

　実際のデータをみてみると，てんかんの患者さんの約20〜60％に精神医学的な問題がみられ，発作が難治な場合にはさらにその割合が上がるとされています．なかでも側頭葉てんかんに多くみられる傾向があります．

　てんかんに伴いやすい心の病気は，気分障害，不安障害，精神病

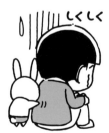

発作ばかりが注目され，心の病気は注目されづらいことがあります.

性障害，解離性（転換性）障害などです．

心の病気の原因と治療

　てんかんの患者さんにみられる心の病気の原因として，①発作症状そのものや発作の前後にみられるもの，あるいは発作の原因である脳機能の障害に基づくもの，②抗てんかん薬の影響，③てんかんがあることによってもたらされる心理社会的な影響，などが考えられ，複数の要因が重なり合っていることも少なくありません．①では，てんかんの病態に対する医学的な検索を行い，てんかんの治療を十分に行うことが必要となります．発作症状との関連を明らかにするために，長時間脳波ビデオ同時記録検査が有用な場合もあります．②では，発作抑制の目的で使用されている抗てんかん薬が，精神面に悪影響を及ぼしている可能性もあることから，治療薬の見直しを行います．この際，できるだけ認知機能に影響を及ぼしにくい抗てんかん薬を用いるようにします．③では，様々な職種がかかわり合い，患者さんを多方面から支援する包括的な医療が必要とされます．また，精神療法や認知行動療法などの心理的アプローチが有効な場合もあります．

　薬物治療に関しては，うつや不安に対して選択的セロトニン再取り込み阻害薬（SSRI）やセロトニン・ノルアドレナリン再取り込み阻害薬（SNRI）などの抗うつ薬，幻覚や妄想といった精神病症状には非定型抗精神病薬がよく用いられます．これらは副作用が比較的少なく，てんかん発作を増悪させにくい点から有用ですが，なかには抗てんかん薬の血中濃度に影響を与えるものがあり注意が必要です．

神経発達症（発達障害）との関連

　てんかんの患者さんには知的能力障害（知的障害），自閉スペクトラム症（広汎性発達障害），注意欠如・多動症，限局性学習症（学習障害）などの神経発達症を伴っていることも多く，神経発達症のひとには心の病気が多くみられます．てんかんの患者さんに心の病気が合併している場合には，その背景に神経発達症がないか評価を行い，神経発達症があれば周囲のひとがその特性を理解し，その特性に応じた支援や環境調整を行うことが非常に重要となります．

心因性非てんかん性発作

　心因性非てんかん性発作は心理的ストレスなどにより起こる，てんかん発作に似た発作です．心因性非てんかん性発作とてんかんは併存することが少なくありません．てんかん発作との区別が難しい場合もあり，てんかんとして治療されていることもありますが，抗てんかん薬は効果がありません．診断には発作症状の観察や病歴の聴取のほか，発作時の脳波ビデオ同時記録検査が有用です．

［野中 与志子］

Q てんかんや治療薬によって精神的に不安定になることはありますか？

A

　てんかん発作による精神面への影響は，発作に関係のない時期にみられる発作間欠時精神症状，発作中にみられる発作時精神症状，発作後の精神症状の３つのパターンに分けられます．

　発作間欠時精神症状としては怒りっぽい，抑うつ，あるいは不安のような感情の変化がみられる場合と，幻覚・妄想といった症状がみられる場合があります．発作が起こる脳の部位の何らかの障害，あるいは病気のあることや発作に対するストレスが背景にあることもあります．

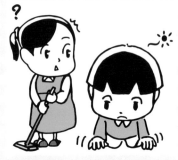

発作間欠時，発作中，発作後にも精神症状がみられる場合があります．

　発作時精神症状は発作そのものが精神症状となる場合で，突然の強い恐怖感や不安感，既視感（周囲の光景を以前にどこかで経験したと感じる），未視感（いつもの光景が見知らぬものに感じる），幻聴（実際にはない音や声が聞こえる），幻視（実際には存在しないものがみえる）などがあります．通常は発作のはじまりの部分でみられ，意識が失われるか，発作が終わると精神症状はみられなくなります．また発作中に意識が曇ったまま不自然な行動をすることがあります．とくに非けいれん性てんかん重積状態といわれる発作性の脳波の乱れが長時間続くような場合では，数時間から数日にわたって行動の異常が続くことがあります．

　発作後にもうろう状態がみられる場合には，場にそぐわない行動を取ることがありますが，ほとんどの場合，患者さんはそのことを覚えていません．発作後精神病は，大きな発作や強い発作が起きたあと，１〜３日の意識がはっきりした時期を経て，急に不眠，不穏や興奮，幻覚，妄想といった症状が出てくるものです．症状は一過性ですが，あまりに症状が強い場合には一時的に精神科での入院治療が必要になることもあります．このように急に精神症状がみられた場合には，数日前にさかのぼって発作がなかったかどうか検討する必要があります．

　より一般的にみられる精神面への影響としては，抗てんかん薬の副作用があげられます．ゾニサミド，トピラマート，スルチアムなどはときに抑うつ，幻覚や妄想などの精神症状と関連することが知られています．またフェニトイン，レベチラセタム，ペランパネルなどの薬剤によってイライラしたり，怒りっぽくなることもあります．ジアゼパム，クロナゼパムといったベンゾジアゼピン系の薬剤で脱抑制（行動の抑えが利かないこと）をきたすこともあります．実際にはどの抗てんかん薬にも精神面への影響がありうるので，急に精神状態が変化した場合には，治療薬との関係も考えてみる必要があります．

[西村 亮一]

5 てんかんと性格・行動

「てんかんと性格」についての誤った認識

　これまでの章で述べられているとおり，てんかんは脳の病気であり，その原因は様々です．てんかんの症状である発作も，脳のどの部分から起こるかによって違った特徴があります．したがって，てんかんという病気，症状をひとつにまとめて説明することはできません．同様に，てんかんのある人に共通の性格というものもありません．

　過去には，てんかんには特有の性格傾向があるという考え方がありましたが，これは誤った認識です．「てんかん性性格変化」などの用語は，WHO（世界保健機関）のてんかん事典で，誤りであると明記されています[1]．

併存障害の影響

　では，なぜてんかんという病気で，性格（行動特徴）が注目されたのでしょうか．これは，第4章中で述べた高次脳機能の障害と関係があります．てんかんのある人には高次脳機能障害が併存することがあります．それは，てんかんと関連する病変に起因することもありますし，そうでないこともあります．この高次脳機能障害の種類によってやや特徴的な行動がみられることがあります．たとえば，記憶障害があれば，何度も同じことを言う，尋ねる，確認するなどの症状が出てきます．注意障害があれば，他人からみると，落ち着かない，飽きっぽいな

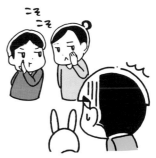

高次脳機能障害が原因で誤解が生まれるかもしれません．

どの印象をもたれます．遂行機能障害があれば，なかなか仕事を始められない，手順どおりにできない，切り替えができないなどの症状がみられます．社会的行動障害があれば，怠けているようにみえたり，自分の病気に対して関心がないように振舞ったり，あるいは，ちょっとしたことで興奮してなかなか治まらない，自分の主張にこだわるといった行動がみられます．また，軽い失語症では，自分の言いたいことをうまく表現できない，相手の言うことが正確に理解できないという症状が出ることがあります．失行症では，行為の円滑な遂行に支障が生じます．これらの症状が，高次脳機能障害で生じているということがなかなか理解されず，性格が原因だということにされてしまったのだと考えられます．

　また，発作が繰り返し起こることで精神的に落ち込んでしまったり，家族との間に葛藤が生じたりすることもあります．職場などで人間関係がうまくいかなくなることもあるかもしれません．このような心的負担が行動に影響することもあります．

薬剤の影響

　抗てんかん薬のなかには，副作用として精神症状を起こす薬があることが知られています（てんかんQ&A.10参照）．ただ，すべての人で精神症状が出るわけではありません．発作を抑えるのに有効な薬が一人ひとり違っているように，副作用の出方にも大きな個人差があるからです．

　抗てんかん薬のなかには，逆に精神を安定させる効果のある薬も知られています．カルバマゼピンやバルプロ酸ナトリウム，ラモトリギンはこの代表例で，気分障害の治療薬として使われることもあります．

　てんかんという病気には，発作という外からみえやすい症状と，高次脳機能障害という外からみえにくい症状がありうることをよく理解し，それらに適切に対処して，病気とうまく付き合いながら社会生活を送っていくことが大切です．

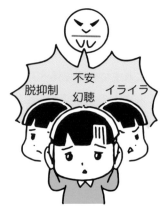

どの抗てんかん薬も精神面に影響を及ぼす可能性があります．

文　献

1) Gastaut H, WHO国際てんかん用語委員会（編），和田豊治（訳）：てんかん事典，金原出版，東京，1974

[西村 亮一]

第5章

てんかんの治療

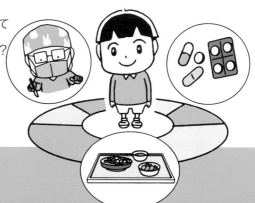

てんかん治療の目標

てんかん治療の目標は，患者さんおよび家族の生活の質（QOL）全体を改善することです．ですから，治療対象は発作のみに限らず，併存する様々な認知・行動・精神面の障害，さらには社会的な障害まで含みます．このため，治療手段やかかわる職種も多岐にわたります．発作を抑制する薬物治療（または外科治療）を柱としつつ，生活環境の調整（誘因を避けるなど），患者さんや家族自らの学習，小児なら療育や学校教育，リハビリテーション，心理療法など，多種のアプローチが有機的に結びつい

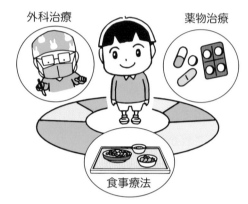

外科治療　　薬物治療

食事療法

自分に合った治療方法を選択していくことが大切です．

てこそ有効な治療態勢が整います．医師，薬剤師，看護師，理学・作業療法士，言語聴覚士，臨床心理士，栄養士，ソーシャルワーカーなど専門職に加えて，患者さん，家族，保育園や幼稚園，学校，職場も参加したチームによる包括医療が大切なのです．もちろん，全職種が揃う施設は少ないですし，こうした態勢がすべての患者さんに必須というわけでもありません．ですが，多種のアプローチが必要という視点は欠かせません．

実際の治療成績はどうでしょうか？ 現在，てんかんの予後は以下のように大別されています．①無治療で自然治癒（20％），②薬物で発作抑制（60％），③外科治療で発作抑制（数％），④発作完全抑制は困難（十数％）．正しい治療ならば，大多数が発作のない寛解状態を得られることがわかります．

治療の選択に際しては，てんかんの原因や重症度が最重要ですが，年齢，性別，職業などの個別性や生活ステージも勘案し，そのつどオーダーメイド治療を工夫します．たとえば，妊娠希望なら胎児への影響が少ない薬剤を選ぶ，乳幼児の難治例では発作を止め発達を促すため早期に手術する，などです．

以下に，治療の中心である薬物治療と，近年，重要度が増している外科治療，食事療法について解説します．

薬物治療

抗てんかん薬は，主症状である発作の抑制を目指すものです．発作の頻度や強度を下げ，できれば完全抑制し，服用しながら寛解状態を長く維持することが目標です．てんかんの種類によっては年齢が上がると自然に寛解にいたるものがあり，また，そうでなくても慎重に

服薬を減量・終了できる場合があります.

　服薬は毎日,長年続けなければならないので,飲み忘れをしないことが肝要です.定常状態(薬物血中濃度が安定した状態)が損なわれ,戻るまで時間を要し,発作を起こしやすくなるからです.

　発作型やてんかん診断ごとに選択薬はほぼ決まっていますが,患者さんのタイプによって生じやすい副作用も知られており,薬剤選択の判断材料になります.また,発作型が複数あるときは,通常,生活上で一番困る発作を標的とした薬物をまず選択します.

　発作が落ち着いている場合,脳波を改善する目的のみで薬物の増量・追加はしません(徐波睡眠時持続性棘徐波を示すてんかん性脳症など一部の症候群は除く).

　薬物治療を開始,あるいは変更する際には,以下のような原則があります.

- てんかんの診断が確実である.
- 初回発作で,検査で明らかな異常があり,再発の可能性が高いと予想される場合には治療を開始する.そうでない場合は,原則として,治療は行わない.発作が2回あった場合には,3回目が起こる可能性が高いので,治療をはじめる.一方,自然終息性のてんかんと診断できれば,発作が数回あっても治療を開始しない場合がある.
- 未治療の場合,単剤(1種類の薬物)で始める.発作型とてんかん分類の診断が正しければ,約7割が単剤で寛解する.
- 服薬量は少量で始め,発作抑制までゆっくり増量する.副作用の発現を少なくする.
- 副作用が許容できない,あるいは十分量の服薬でも発作を抑制できない場合は,次の選択薬に変更する.
- 2種類の薬で発作が抑制できない場合には,てんかん診断(てんかん分類)を再検討する.
- 診断や治療のプロセスに問題があれば,是正した薬物治療を行う.そうでなければ,外科治療を検討する.

外科治療

　適切な薬物治療(上記)にもかかわらず,発作が継続した一定期間(1年ないしは治療前の発作間隔の3倍以上)抑制されないとき,手術が可能かを検討します.ただ,より早期に検討することもあります.乳幼児の難治性てんかんで発作を抑制しないと発達が望めない,あるいは生命の危険がある場合,手術成績がよい内側側頭葉てんかんや画像上明らかな限局性病変がある場合などです.しかし,手術対象となるのは難治性てんかんの一部で,詳しく検査してもてんかん焦点が不明,あるいは複数ある場合などは困難です.

　手術は,根治を目指す切除手術(病変切除または離断術)と,発作軽減を図る緩和手術(脳梁離断術,迷走神経刺激など)に分けられます.どちらも,入念な術前検査を通じて,手術の効果と合併症,すなわち発作の軽減や消失が確実に見込めるのか,運動,感覚,言語など重要な機能の障害を新たに生じないのかを検討します.手術は,てんかん包括医療の体制が整った,かつ多くの経験を積んだ施設で行われるべきです.手術後にも薬物治療は継続します.

　近年，薬物に難治なてんかんで，ケトン食やその修正法で発作が減少・消失した報告が増え，注目されています．点頭てんかんなどいくつかの症候群ではとくに有効性が高いことも明らかになっています．導入時期の判断や副作用の見極めも重要ですから，経験を積んだ施設に入院して試みるべきでしょう．

[小池 敬義]

2 発作の誘因とその対処法

　てんかん発作は誘因なく出現することが多いですが，特定の状況において発作が起こりやすくなったり（非特異的誘因），特定の刺激によって発作が誘発される場合（特異的誘因）があります．一瞬ピクンとするミオクロニー発作から全身けいれんまで様々な発作が出現する可能性があります．誘因のない発作を併せ持つのが一般的で，その場合は発作型やてんかん分類に応じた抗てんかん薬の内服・調整が必要です．

1 非特異的誘因（表1）

　特定のてんかん患者に限らずみられますが，いずれの誘因でどの程度発作が出現しやすくなるかは個々により異なります．普段よりも発作の起こりやすい状態になりますが，ただちに発作が出現するとは限りません．

表1．てんかん発作の誘因

（1）非特異的誘因

睡眠不足	飲酒	過呼吸
疲労	ストレス	月経・妊娠
抗てんかん薬の急激な変更や中断，血中濃度の低下		
一部の向精神薬・抗うつ薬・抗ヒスタミン薬などの内服		

（2）特異的誘因

a: 早期誘発	視覚性	光の点滅，模様凝視，閉眼
	聴覚性	予期せぬ音
	知覚性	不意の接触
b: 緩徐誘発	精神活動性	計算，思考，意思決定，読書，パズル，ビデオゲーム
	その他	摂食，音楽を聴く

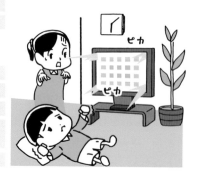

②　特異的誘因（表1）

　全てんかん患者の約6%にみられるとされています．様々な特異的な誘因がありますが，どの要因によって誘発されやすいかは個々により異なります．誘因の内容と，発作が誘発されるまでの時間によって以下の2つに分けることができます．

①早期誘発：何らかの特定の感覚刺激によって直接（反射）的に発作が誘発され，多くの場合は数秒以内に起こります．誘因としては光の点滅による視覚性がもっとも多く，木漏れ日やブラインドなどの模様凝視による誘発もあります．一部の患者では手を光にかざして揺らすことで，自ら発作を誘発することがあります．

②緩徐誘発：特定の刺激や行為がしばらく続いたあとで（たとえば数分後に）発作が起こります．若年ミオクロニーてんかんでは計算や思考による発作誘発がみられることがあります．

③　対処法

　対処法を考えるうえでは，今までの発作が起こりやすかった状況を振り返り，非特異的誘因のうちのどの要因によって発作が出現しやすいか，特異的誘因があるかどうかを知ることが重要です．社会生活上の限界もありますが，できるかぎり誘因を避けるようにしましょう．

　非特定要因に関しては，生活リズムを整え，抗てんかん薬の定期服用を心がけることが重要です．月経に関連した発作では月経周期に合わせてのアセタゾラミドやベンゾジアゼピン系薬剤の内服やホルモン治療，発熱による誘発ではジアゼパム内服もしくは坐剤に予防効果を期待できます．

　特異的誘因のうち，視覚性の発作ではサングラス着用や片眼遮蔽に発作予防効果を期待できます．目をそらすのも効果がありますが実際には目が引きつけられてしまうことも多いようです．聴覚性と知覚性では予期せぬ音や接触による誘発が多いので，刺激が来るのを事前に知ることで発作を防げる場合があります．行為誘発では，避けられるものは避け，避けられない場合には集中しすぎないように心がけ，長時間は避け，適宜休憩を取るようにしましょう．

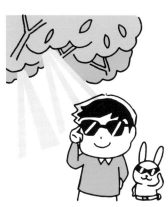

視覚性の発作ではサングラスが発作予防効果を高めます．

［今井　克美］

3 薬物治療の基本

薬物治療の目標は，**てんかん発作を副作用なしにコントロール**し，発作によって生活に支障が出ないようにすることです．このために，発作症状・脳波所見・神経画像所見などから適切なてんかん発作およびてんかんの診断を行い，薬物治療を開始する必要があります．

薬物治療の進め方

薬物治療では**単剤治療**が基本となります．単剤治療では薬物の相互作用を避けることができ，副作用の管理が容易になります．**副作用の出ない最大量まで使用**して薬剤の有効性を判断します．抗てんかん薬治療では，副作用を予防し，発作を悪化させないために，できるだけ**ゆっくり薬剤を増減**することが大切です．

単剤投与で効果が乏しいとき，2剤目が追加されますが，多剤治療では副作用の危険性が増加し，治療効果判定が困難となります．抗てんかん薬の定期的な血中濃度測定は，治療効果や副作用の評価を行ううえで有用です．発作が難治な場合には，多剤併用治療も仕方ありませんが，薬物相互作用によって発作が増悪することもありますので，できる限りの薬剤整理が大切です．

薬物選択

抗てんかん薬の選択では，発作型ごとに第1選択薬，第2選択薬，避けたほうがよい薬剤がありますので，これを参考に治療が進みます（**表2**）．同じ選択順位のなかには複数の薬があるので，順次その効果をみていく必要があります．薬物選択においては，**年齢，性別，発作への効果，抗てんかん薬の副作用，薬物作用機序**

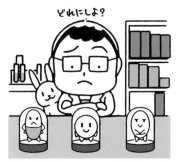

どれにしよ？

薬物選択には年齢，性別，発作への効果など個人差も考慮されます．

表2. てんかん発作と選択薬

発作型	第1選択薬	第2選択薬	避けたほうがよい薬剤
焦点起始発作	CBZ, LTG, LEV, ZNS, TPM	VPA, PER, LCM, BZP, GBP, PHT	ESM
欠神発作	VPA, ESM	LTG, BZP	PHT, CBZ, GBP
ミオクロニー発作	VPA, BZP	LEV, TPM	PHT, CBZ, GBP
強直間代発作	VPA	LTG, LEV, PER, LCM, PB, TPM, ZNS, PHT, BZP	ESM

BZP：ベンゾジアゼピン，CBZ：カルバマゼピン，ESM：エトスクシミド，GBP：ガバペンチン，LCM：ラコサミド，LEV：レベチラセタム，LTG：ラモトリギン，PB：フェノバルビタール，PER：ペランパネル，PHT：フェニトイン，TPM：トピラマート，VPA：バルプロ酸ナトリウム，ZNS：ゾニサミド

の違い，薬物代謝の個人差などが考慮されます．たとえばトピラマートは焦点起始発作だけでなくドラベ症候群（乳児重症ミオクロニーてんかん）のけいれん発作にも有効ですが，発汗障害・認知機能障害に注意が必要です．妊娠可能な女性の薬物治療では，急激な薬物濃度の上昇や多剤を避け，催奇性の危険性が低くて発作に有効と思われる薬剤ができるだけ少ない量で用いられます．ラモトリギンは妊娠中に血液濃度が著しく低下することがあるため，妊娠を契機に発作増悪の危険性があります．また，バルプロ酸ナトリウムは，胎児脳の催奇形性が高いことから，妊娠の可能性のある女性では慎重に使用されます．高齢者では肝・腎機能などの生理機能の低下があることも，高血圧などてんかん以外の疾病で薬を服用していることも少なくありません．このため副作用や薬物相互作用が少ないレベチラセタム，ラモトリギン，ラコサミドなどは，焦点てんかんが大多数を占める高齢者てんかんの第1選択薬となります．

[重松 秀夫]

4 抗てんかん薬の種類（副作用とその対策を含む）

　現在（2021年時点），わが国で使用できる抗てんかん薬は約30種類あります．飲み薬（経口薬）として使用される薬は27種類あり（合剤を除く），飲み薬以外（非経口）が3種類あります．また，飲み薬の有効成分が注射薬や坐薬という剤型で使用されるものもあります．これら非経口の剤型は，主に発作時のように何らかの事情で口から薬を飲み込めないときに使用されます．ジアゼパム，フェノバルビタールや抱水クロラールの坐剤，ミダゾラム口腔液は，主に家庭や外出先で起きた長い発作や反復する発作を止める目的で使われます．ミダゾラム，ロラゼパム，ジアゼパム，フェニトイン，フェノバルビタール，レベチラセタム，ラコサミドなどの注射薬は静脈注射や筋肉注射として病院で使用されます．

　経口薬は発作の再発を予防する目的で定期的に（毎日1〜3回）服用する必要があります．服用回数は薬が体内でどのくらい分解されやすいかによって決まり，分解されやすい薬は1日に2〜3回，分解されにくい薬は1日1回となります．

一般名と商品名について

　薬には一般名と商品名があります．発作に効果のある成分を一般名といいます．先発医薬品には商品名がつけられています．たとえば，バルプロ酸ナトリウム（一般名）を有効成分とする先発医薬品にはデパケンとセレニカ R（商品名）があります．なお，これらと同等の成分・効能を持つ後発医薬品（ジェネリック医薬品）の名前には，一般名と製薬会社の略号や記号が含まれています．（たとえば，バルプロ酸ナトリウム錠200 mg「アメル」）．

副作用とその対策

　副作用には，①薬に対するアレルギー反応，②薬の量・濃度に関連した副作用，③長期服用に伴う副作用があります．①のアレルギー反応には，薬疹，骨髄抑制，肝障害などがあります．とくに薬疹は比較的出現頻度が高い副作用です．薬によって薬疹の出やすさには差がありますが，どの薬でも注意は必要です．薬疹は飲みはじめの数ヵ月以内に出現することがほとんどで，多くは服薬を中止すれば改善します．失明や命にかかわるような重症薬疹はごくまれですが，アレルギー反応が起きるかどうかを薬の開始前に予想することはで

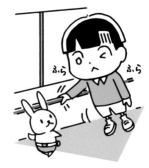

服薬量が多いと，めまいやふらつきが現れることがあります．

きないため，早めに気づいて主治医に相談することが大切です．②の薬の量が多い・濃度が高いための副作用は，視界がぼやける，二重にみえる，ふらつき，めまいなどで，服薬の数時間後に一過性に出現する傾向があります．薬の量がさほど多くなくても血中濃度が高ければ副作用が出やすくなります．また血中濃度があまり高くなくても人によっては副作用が出ます．薬の減量が基本ですが，総量は変えずに服薬回数を増やし1回の服薬量を減らすことで改善できることがあります．③の長期服用に伴う副作用は薬の種類によって大きく異なります．バルプロ酸ナトリウムでは体重増加や脱毛，ゾニサミドやトピラマートでは体重減少や尿路結石，フェニトインではふらつき，歯茎が腫れるなどがあります．副作用に対しての治療を行いつつ薬を継続することもありますが，副作用の内容や程度によっては薬の減量・中止や変更が必要な場合もありますので，主治医とよく話し合うことが大切です．

多剤併用時の注意，薬の相互作用

　1種類の薬で発作が止まらないときに2種類以上の薬を併用することがあります．効果の増強が期待できる一方で副作用（とくに上記②のタイプ）も出現しやすくなります．併用薬が他の薬の血中濃度を変動させ，効果や副作用に影響することがあるため，血中濃度の測定が大切になります．また，併用している薬が抗てんかん薬以外の場合でも，併用薬が抗てんかん薬の血中濃度を変動させる，あるいは逆に，抗てんかん薬が併用薬の濃度や効果に影響を及ぼすことがあります（たとえば，経口避妊薬や抗凝固薬）．抗てんかん薬を使用中にほかの薬を併用するときは主治医や薬剤師によく相談してください．

　本項ではそれぞれの薬について，適応，特徴，使用法，副作用，注意の項目を設けて解説しています．適応の項には，原則として保険適用となっている発作型を現在の表現に改めて記載しています．多くの薬で焦点発作（部分発作）への適応があります．一方で，一部の薬では適応が特定の発作型やてんかんに限られています．薬によってはてんかん発作以外の適応を持つものもあります．特徴や副作用，注意の項では，実際の診療現場でどのように使われるか，よくある副作用や，頻度は低いが困る副作用はなにか，注意すべき薬の特徴は何かなどを解説しています．使用法にはよく使用される維持量を載せています．

　なお，主な抗てんかん薬の一覧を写真つきで巻頭見開きに掲載していますので参考にしてください．

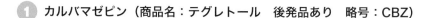

抗てんかん薬の種類と特徴

❶ カルバマゼピン（商品名：テグレトール　後発品あり　略号：CBZ）

適　応　焦点発作，焦点てんかん・全般てんかん
に伴う強直間代発作，てんかんに伴う精神障害.

特　徴　焦点発作，焦点起始両側強直間代発作を
対象とするスペクトラムの狭い（対象となる発
作型が少ない）薬です．全般発作の強直間代発
作に有効な場合もありますが，欠神発作，ミオ
クロニー発作は増悪することがあります．気分
調節薬としての作用もあり，精神症状の緩和に有効です.

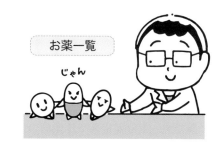

お薬一覧

じゃん

使用法　1日2〜4回．維持量：小児10〜20 mg/kg/日．成人200〜1,200 mg/日.

副作用　ときに白血球減少や低ナトリウム血症がみられますが，ほとんどは軽度であり，服
薬を続けてかまいません．重度の場合でも減量や中止すれば改善します．また，音感に敏
感な方では半音階下がって聴こえることがあります．薬疹が比較的多く（5〜10％），ほ
とんどは飲みはじめの2〜3ヵ月以内に出現しますので，この間はとくに注意が必要です.

注　意　飲みはじめの数週間は一時的に血中濃度が上がりやすい特性がありますので，少量
で開始するのが副作用軽減に有用です.

❷ フェニトイン（商品名：アレビアチン，ヒダントール　略号：PHT）

適　応　焦点発作，焦点てんかんや全般てんかんの強直間代発作.

特　徴　焦点発作，焦点起始両側強直間代発作や強直発作などが主な対象です．ミオクロニー
発作，欠神発作は悪化する場合があります．注射剤は発作の群発や重積の抑制に使用され
ます．新薬の台頭と下記のような短所があるため次第に使われなくなりつつありますが，
発作抑制効果は強く，依然として有力な選択肢です．注射におけるフェニトインは発作の
群発や重積状態の抑制に使用されてきました．現在は，不整脈や漏出時の組織壊死などの
副作用を低減したホスフェニトインが主流になっています.

使用法　1日1〜3回．維持量：小児3〜12 mg/kg/日，成人200〜300 mg/日.

副作用　薬疹がときにあります．ある量を超えると血中濃度が急に上昇し，安定した血中濃
度を保ちにくい難点があります．過度の増量，体重減少，併用薬の変更などに伴って高濃
度になり副作用（ふらつき，歩行困難，ろれつが回らない，食欲低下，嘔気，不機嫌など）
がみられることがあります．認知機能の低下や精神症状が生じることもあります．また，
長期使用による副作用として，歯肉増殖，多毛，にきびなどの美容的な問題があります．
歯磨きをしっかりして口のなかを衛生的に保つことで歯肉増殖はある程度予防・軽減する
ことができますし，増殖が目立つ場合には歯科で歯肉切除する方法もあります．減量・中
止によって改善します．長期間高濃度で使用している場合に，ふらつき（失調）やしびれ
が生じることがあります．インスリン分泌が抑えられ，血糖が高めになることがあります.

注 意 ほかの薬との併用時は互いに血中濃度や効果に影響を及ぼすことが多いので，血中濃度モニタリングが大切です．なお，ヒダントールD, E, F，複合アレビアチンという，フェノバルビタールとの合剤があります．

③ バルプロ酸ナトリウム（商品名：デパケン，デパケンR，セレニカR　後発あり　略号：VPA（R））

適　応 焦点発作，全般発作，てんかんに伴う性格行動障害（不機嫌・易怒性など）の治療．

特　徴 全般発作の各発作型に有効で第1選択薬です．また，焦点発作，焦点起始両側強直間代発作に有効な場合もあります．対象となる発作型が多い（＝スペクトラムが広い）薬です．気分安定薬や片頭痛の予防薬としても有効です．名前の後にRがついているものは徐放剤で，ゆっくり吸収され血中濃度の変動がより少なくなります．

使用法 1日2〜3回，徐放剤では1日1〜2回．維持量：小児10〜50 mg/kg/日，成人400〜1,200 mg/日．

副作用 中止にいたるような副作用は少ない薬です．食欲低下，逆に食欲増加，体重増加，脱毛，手指振戦，血小板減少などがときにみられます．高アンモニア血症のために，ふらつき，ふるえ，意識障害などを呈することがまれにあり，薬の減量や中止で改善します．肝機能異常がまれに起こることがあります．薬疹は非常にまれです．

注　意 ほかの抗てんかん薬との併用で血中濃度が低下する傾向があります．また，ペネム系抗菌薬によっても本剤の血中濃度が低下します．胎児への催奇形性がほかの抗てんかん薬より高いため，妊娠可能年齢の女性にはできれば避けたほうがよいとされています．妊娠前から計画的に調整し，VPAを継続する場合は500 mg/日以下とし，徐放剤を使用します．

④ フェノバルビタール（商品名：フェノバール，フェノバルビタール，ワコビタール，ルピアール，ノーベルバール　略号：PB）

適　応 焦点発作，焦点てんかんや全般てんかんの強直間代発作．

特　徴 強直間代発作が主な対象ですが，焦点起始意識保持発作にも有効なことがあります．新生児以外では第1選択にはなりません．まれに熱性けいれんの予防に用いられます．けいれんの群発や重積状態のときに注射剤や坐剤が使用できるという利点があります．なお，注射製剤は，皮下注，筋注，静脈注射が可能です．坐剤もあります．

使用法 1日1〜2回．維持量：小児2〜4 mg/kg/日，成人30〜200 mg/日．

副作用 血中濃度が40 μg/mL近くになると眠気，鎮静，ふらつきなどが生じます．より低用量でも小児，高齢者，知的障害のある患者さんでは不穏，多動，睡眠障害などが問題となり，もともとこのような症状があれば増強される傾向があります．通常の使用量でも認知・学習への影響が生じることがあります．薬疹の頻度は多くないものの，まれに重症薬疹があります．指や肩の関節痛が起こることがあります．

注　意 減量・中止に伴い不安，不眠，ふるえ，けいれんなどの離脱症状が生じることがあるため，慎重にゆっくり減量する必要があります．

5 プリミドン（商品名：プリミドン 略号：PRM）

適 応 焦点発作，焦点てんかんや全般てんかんの強直間代発作，ミオクロニー発作，失立（無動）発作，スパズム．

特 徴 有効な発作型はフェノバルビタールと同様ですが，フェノバルビタールよりも焦点起始意識減損発作やミオクロニー発作に有効です．服薬後，体内でプリミドンはフェノバルビタールなどにも転換されそれぞれが効果を発揮するため，フェノバルビタールが無効でもプリミドンは有効なことがあります．血中濃度測定時はプリミドンとフェノバルビタールを測定します．

使用法 1日2～3回．維持量：小児250～1,000 mg/日，成人250～2,000 mg/日．

副作用 投与開始直後にめまい，ふらつき，嘔気，酩酊感などが生じることがあるため少量から始め，数日は眠前のみとします．そのほかはフェノバルビタールの副作用と同様で，とくに小児や高齢者では精神・行動面への悪影響に注意する必要があります．勃起不全や巨赤芽球性貧血の報告があります．

注 意 ベンゾジアゼピン系薬との併用で鎮静作用が強まることがあります．

6 ゾニサミド（商品名：エクセグラン 後発あり 略号：ZNS）

適 応 焦点てんかんおよび全般てんかんの強直間代発作，焦点発作，強直発作，非定型欠神発作

特 徴 スペクトラムが広い薬です．有効性，副作用ともトピラマートと共通した性質を持ちます．

使用法 1日1～3回．維持量：小児4～12 mg/kg/日，成人200～600 mg/日．

副作用 食欲低下による体重減少がときに問題となりますが，減量・中止で改善します．小児では発汗低下に伴う体温上昇に注意が必要です．精神面での副作用として，うつ，無気力，発語減少，精神活動緩慢，幻覚・妄想などが生じることがあります．トピラマート，アセタゾラミド，スルチアム，ケトン食との併用では腎結石が起こりやすくなります．代謝性アシドーシスも報告されています．

注 意 開始後すぐには副作用が生じないことも多いので，経過中の精神面・行動面の悪化に注意が必要です．

7 トピラマート（商品名：トピナ 後発あり 略号：TPM）

適 応 焦点発作，焦点てんかんの強直間代発作．

特 徴 スペクトラムの広い薬で，全般発作の各種発作型にも有効です．下記の副作用のために継続困難な場合があります．

使用法 1日2回．維持量：小児3～9 mg/kg/日，成人200～600 mg

副作用 認知障害，思考鈍麻，発語困難，反応遅延などが問題となります．また気分障害，混乱，幻覚・妄想など精神面の変調もときにみられます．小児では学習障害が生じていないか確認が必要です．ゾニサミドと同様，食欲低下・体重減少，発汗低下・うつ熱，尿結石，代

謝性アシドーシスが生じることがあります．スルチアムと同様，四肢のしびれが生じることもあります．いずれも減量・中止で改善します．

注　意　少量（成人 25 mg/日，小児 0.5 mg/kg/日）から開始し，ゆっくり漸増するのが望ましく，比較的少量でも有効なことがあります．

⑧　アセタゾラミド（商品名：ダイアモックス　略号：AZM）

適　応　てんかん（他の抗てんかん薬で効果不十分な場合に付加）．

特　徴　ほとんどすべての発作型に対して適応があります．月経関連てんかんで使われることがあり，月経開始の約 1 週間前から月経終了まで服用します．

使用法　1 日 1～2 回．維持量：小児 10～30 mg/kg/日，成人 250～750 mg/日．

副作用　短期使用では，めまい，頭痛，食欲低下，多尿，口渇，過換気，皮疹などがありますが，概して副作用は少なめです．長期使用では腎結石のリスクがあります．また代謝性アシドーシスのため過呼吸や頻呼吸が起こることがあります．

注　意　短期使用では有効性は高いものの，使用開始から数週から数ヵ月で耐性が出現し効果が減弱することがあるため，短期使用や間欠的使用に向いています．

⑨　スルチアム（商品名：オスポロット　略号：ST）

適　応　焦点発作

特　徴　焦点発作，焦点起始両側強直間代発作が対象となります．また，中心・側頭部に棘波を持つてんかん，徐波睡眠期持続性棘徐波を示すてんかん性脳症，ランドー・クレフナー症候群で著効することがあります．

使用法　1 日 2～3 回．維持量：小児 5～10 mg/kg/日，成人 200～600 mg/日．

副作用　食欲低下，眠気，めまい，四肢のしびれ，過敏症，白血球減少，興奮や錯乱などの精神症状が出現することがあります．重要な副作用として腎不全があります．

注　意　PHT の濃度を上昇させることがあります．

⑩　エトスクシミド（商品名：エピレオプチマル，ザロンチン　略号：ESM）

適　応　定型欠神発作，ミオクロニー発作，失立（無動）発作，スパズム．

特　徴　主に欠神発作に使用されます．強直間代発作への効果は期待できません．欠神発作にはまずバルプロ酸ナトリウムが使用されますが，バルプロ酸ナトリウムで十分抑制できない場合やバルプロ酸ナトリウムが副作用で使用できないときにエトスクシミドが使用されます．また，バルプロ酸ナトリウムとの併用は相乗効果が期待できます．

使用法　1 日 1～3 回．維持量：小児：15～30 mg/kg/日．成人 450～1,000 mg/日．

副作用　よくある副作用は消化器症状（嘔気，食欲低下，下痢など）で，用量依存性に強くなります．1 日の服用回数を増やして 1 回量を減らし食後にとるなどの工夫をします．そのほかに，不眠，傾眠，めまい，ふらつき，しゃっくり，行動変化（興奮，多動，多幸的）などが用量依存的に生じることがあります．薬の量と無関係に頭痛が起きることがあります．ごくまれにアレルギー症状や血液障害がみられます．

注　意　血中濃度と発作抑制効果がよく相関しますので，血中濃度測定は有用です．

⑪ ガバペンチン（商品名：ガバペン　略号：GBP）

適　応　焦点発作，焦点てんかんの強直間代発作．

特　徴　焦点発作や焦点起始両側強直間代発作に用いられるスペクトラムの狭い薬です．全般発作には無効で，ミオクロニー発作は悪化することがあります．副作用が少なく，ほかの抗てんかん薬との相互作用もほとんどありません．

使用法　1日2～3回．維持量：小児5～50 mg/kg/日，成人1,200～2,400 mg/日．

副作用　重篤な副作用は少なく，薬疹もまれです．傾眠，めまい，ふらつきなどが比較的よくある副作用です．気分改善効果を示すこともありますが，反対に攻撃性や多動が生じることもあります．発作の増悪がときにあります．まれに足の浮腫がみられることがあります．

注　意　眠気が高率に出現するため，少量（300 mg/日くらい）から始めてゆっくり増量する方法が勧められます．

⑫ ラモトリギン（商品名：ラミクタール　後発あり　略号：LTG）

適　応　焦点発作，焦点てんかんおよび全般てんかんの強直間代発作，定型欠神発作，レノックス・ガストー症候群における全般発作

特　徴　スペクトラムが広く，気分安定作用もあります．バルプロ酸との併用で相乗効果が期待できます．併用薬によって初期量・増量方法・維持量が異なります．

使用法　1日2回．維持量：併用薬によって異なります．小児：バルプロ酸との併用時1～3 mg/kg/日．フェニトイン，カルバマゼピン，フェノバルビタールなどとの併用時は5～15 mg/kg/日．単剤療法時1～10 mg/kg．成人：バルプロ酸との併用時100～200 mg/日．単剤療法時，フェニトイン，カルバマゼピン，フェノバルビタールなどとの併用時は200～400 mg/日．

副作用　もっとも問題となるのは薬疹です．その多くは服薬開始から4週以内に起こります．まれに重症薬疹があります．薬疹を避けるため少量から開始しゆっくり増量することが勧められ，具体的な初期増量方法が定められています．眠気などの副作用は少なく，中止の原因となることはまれです．CBZと併用するとめまい，複視が，VPAと併用すると手のふるえが出やすくなります．

注　意　血中濃度や半減期は併用薬に大きく左右されます．一方，ほかの薬への影響はあまりありません．

⑬ レベチラセタム（商品名：イーケプラ　略号：LEV）

適　応　焦点発作，焦点てんかんや全般てんかんの強直間代発作．

特　徴　従来の抗てんかん薬とは異なる作用を持ち，スペクトラムが広く，ほかの抗てんかん薬との相互作用が少ないのが特徴です．全般発作にも有効です．

使用法　1日2回．維持量：小児20～60 mg/kg/日，成人500～3,000 mg/日．

副作用 眠気がもっとも多い副作用ですが，少量で開始しゆっくり増量することで軽減します．イライラ，不安，攻撃性などの行動面・精神面の問題が生じることがときにあり，減量や中止が必要になります．発作の増悪がときにみられます．薬疹は非常にまれです．

注　意 1,000 mg/日やそれ以下の用量でも有効なこともよくあります．

⑭ ピラセタム（商品名：ミオカーム内服液　略号：PIR）

適　応 皮質性ミオクローヌス．

特　徴 主に進行性ミオクローヌスてんかんの患者さんが対象になります．剤型は内服液のみで，少し苦みがあります．ミオクローヌスに強力な効果を有し，効果発現も早く，耐性は生じません．ほかの抗てんかん薬との相互作用は報告されていません．

使用量 1日3回．維持量：12 g/日で開始し，3～4日ごとに3 g/日を増量，至適用量で維持．最高量は21 g/日．必要に応じ増減．小児の適応はありません．

副作用 下痢，軟便，嘔気，食欲不振，眠気，倦怠感など．

注　意 血小板に作用し凝固機能を低下させることがありますので，出血の予想される手術時などには事前に注意が必要です．

⑮ ブロム（臭素塩）（商品名：臭化カリウム，臭化ナトリウム　略号：KBr, NaBr）

適　応 小児の難治性てんかん．

特　徴 焦点発作，焦点起始両側強直間代発作，ドラベ症候群の発作重積状態に有効．半減期はとても長く，安定するのに40～50日かかります．ほかの抗てんかん薬との相互作用はありません．

使用量 1日3回．維持量：小児50～70 mg/kg/日，成人：1.5～3 g/日．

副作用 臭素疹という皮疹がみられることがあり投与中止が必要になります．にきびがあると増悪し，顔面や全身に出ることもあります．消化器系の症状（食欲低下，嘔気，嘔吐，体重減少）や神経系の症状（集中力の欠如，記憶障害，傾眠，せん妄，幻覚など）が起こることがあります．

注　意 血漿中の塩素イオン濃度で血中濃度の予測が可能です．低塩食にすると薬の吸収が促進され血圧上昇や中毒症状が出やすくなります．

⑯ 抱水クロラール（商品名：エスクレ坐剤，エスクレ注腸用キット）

適　応 静脈注射が困難なけいれん重積状態．

特　徴 古くから鎮静・催眠薬，抗けいれん薬として広く使用されてきましたが，新しい薬の登場とともに抗けいれん薬としての使用頻度は減っています．他剤が無効な場合や，けいれん重積状態で注射薬が使用困難な場合に使用されます．脳波への影響が少ないため，脳波検査の際の鎮静に用いられます．キットはプランジャーにメモリがあり，投与量を調節できます．

使用量 小児：30～50 mg/kg．直腸内に挿入，総量1,500 mg まで．

副作用 下痢，食欲不振，嘔気，嘔吐．大量投与により不整脈，徐脈，呼吸緩徐など．

注　意　坐剤はゼラチンを含み，ゼラチンアレルギーの報告があります．

⑰ 副腎皮質刺激ホルモン（商品名：コートロシン Z，略号：ACTH）

適　応　点頭てんかん．

特　徴　短期間の治療で長期的もしくは永続的な効果を認めることがあります．ときに重度の副作用を引き起こすことがあります．

使用法　筋注で用います．より少ない副作用で同等の効果を得るべく様々な投与スケジュールが各施設で工夫されています．静岡てんかん・神経医療センター小児科では 0.01〜0.015 mg/kg を連日 2 週間投与し，隔日投与 1 週ののち，週 2 回投与の 4 週間で終えることを基本に，症例に応じて量や期間に変更を加えています．

副作用　一般的なものとして，不機嫌，食欲亢進・体重増加，高血圧，高血糖，電解質異常などがあります．肺炎，敗血症，中耳炎など感染症が起こりやすくなります．また，脳退縮，消化性潰瘍，心筋肥大，白内障，緑内障などがみられることもあります．

注　意　ワクチン接種，とくに生ワクチンの接種に際しては ACTH 治療とのタイミングを主治医とよく相談してください．

⑱ ルフィナミド（商品名：イノベロン　略号：RFN）

適　応　レノックス・ガストー症候群における強直発作および脱力発作．

特　徴　食後に服薬したほうが空腹時よりも薬の吸収がよくなります．

使用法　1 日 2 回．体重によって初期量・維持量は異なる．維持量は 1,000〜3,200 mg/日．

副作用　眠気，複視，嘔気，嘔吐，倦怠感など．

注　意　併用薬によりこの薬の血中濃度が影響を受けることもある一方，併用薬の血中濃度に影響を与えることもあります．バルプロ酸との併用で血中濃度が上昇しやすくなります．

⑲ スチリペントール（商品名：ディアコミット　略号：STP）

適　応　ドラベ症候群患者における間代発作または強直間代発作に対するクロバザムおよびバルプロ酸ナトリウムとの併用療法．

特　徴　ドラベ症候群にのみ適応を有する薬です．ドラベ症候群の焦点発作，ミオクロニー発作，欠神発作にも有効です．

使用法　1 日 2〜3 回，維持量：最大で 50 mg/kg/日または 2,500 mg/日のいずれか低いほうを超えない．

副作用　眠気，食欲減退，ふらつき，嘔気など．

注　意　副作用を予防する観点からより少量での開始，より緩徐な増量が望ましい．本薬剤の血中濃度はクロバザムで上昇し，カルバマゼピン，フェニトイン，フェノバールで低下します．また本薬剤によってクロバザムやバルプロ酸ナトリウムなど併用薬の血中濃度が上昇しますので，眠気やふらつきなどの副作用がみられるときは，血中濃度が高くなっている併用薬の減量で対処可能な場合があります．

㉒ ペランパネル（商品名：フィコンパ　略号：PER）

適　応　焦点発作，焦点てんかんや全般てんかんの強直間代発作．

特　徴　血漿中濃度の半減期が長い薬なので1日1回，眠気などの副作用を避けるため就寝前に服用します．フェニトイン，カルバマゼピンと併用するとペランパネルの血中濃度が低下します．

使用法　1日1回就寝前．維持量：単剤の場合4〜8 mg/日，併用の場合4〜12 mg．

副作用　眠気，めまいは比較的よくみられます．ときに易刺激性，攻撃性，幻覚・妄想などがみられます．

注　意　精神症状の出現には注意が必要です．

㉑ ラコサミド（商品名：ビムパッド　略号：LCM）

適　応　焦点発作，焦点てんかんや全般てんかんの強直間代発作．

特　徴　スペクトラムの広い薬です．ほかの薬剤との相互作用がほとんどなく，薬疹などのアレルギー反応も少ないため，高齢者にも使いやすい薬です．

使用法　1日2回．維持量：小児4〜12 mg/kg/日，成人200〜400 mg/日．

副作用　めまい，眠気などがあります．

注　意　カルバマゼピンやラモトリギンと併用する際は副作用が生じやすくなります．

㉒ ビガバトリン（商品名：サブリル　略号：VGB）

適　応　点頭てんかん

特　徴　スパズムに対する薬です．とくに結節性硬化症にともなうスパズムに高い効果を示します．

使用法　1日2回．維持量：小児50〜150 mg/kg/日．

副作用　不可逆な視野狭窄が起こる可能性があるため眼科での定期的チェックが必要です．眠気，頭痛，めまい，いらいら，気分変動などがときにみられます．脳波が徐化し昏迷，錯乱などの脳症状がみられることがあります．また，頭部MRIで異常が現れることがあるため投与中は定期的なMRI検査が必要です．フェニトインの濃度を低下させます．

注　意　登録医療機関においてのみ処方され，定期的に眼科検査を受けることが義務づけられています．

㉓ エベロリムス（商品名：アフィニトール　略号：EVE）

適　応　結節性硬化症

特　徴　結節性硬化症に伴う腫瘍性病変に対して使用されていましたが，適応拡大によりてんかん発作に対しても使用可能となりました．発作の種類は問いません．

使用法　1日1回．3.0 mg/m^2（体表面積あたり）．患者の状態やトラフ濃度により適宜増減．

副作用　口内炎が高頻度です．その他，感染，下痢，間質性肺炎などがあります．

注　意　免疫抑制作用があるので生ワクチン接種のスケジュールについては主治医とよく相

談してください.

㉔ ベンゾジアゼピン系薬

ジアゼパム，クロナゼパム，ニトラゼパム，クロバザムがあります．これらには共通する特徴が多いため，まとめてこの項で説明し，個々の薬剤の特徴について述べます．

- **ジアゼパム：商品名：セルシン，ホリゾン，ダイアップ坐剤　後発品あり　略号：DZP**
- **ニトラゼパム：商品名：ベンザリン，ネルボン　後発品あり　略号：NZP**
- **クロナゼパム：商品名：リボトリール，ランドセン　略号：CZP**
- **クロバザム：商品名：マイスタン　略号：CLB**

これら以外に，適応はありませんが，てんかんの治療に使用される薬剤もあります．なおてんかん重積状態でのみ使用されるミダゾラム，ロラゼパムは別項で説明しています．

適　応　ほぼすべてのタイプのてんかん発作に用います．ジアゼパムは主に重積状態を止める目的で注射剤や坐剤で使われたり，熱性けいれんの予防に坐剤で使用されます．

特　徴　効果発現は開始から数日と早めです．多くは併用薬として使用されます．クロバザムは比較的副作用が少なく，ミオクロニー発作にはクロナゼパムやニトラゼパムが有効です．

使用法　1日1〜3回．維持量：ニトラゼパム；小児0.25〜1.5 mg/kg/日，成人5〜30 mg/日．クロナゼパム：小児0.025〜0.1 mg/kg/日，成人0.5〜8 mg/日．クロバザム：小児0.2〜0.8 mg/kg/日，成人10〜30 mg/日．

副作用　副作用の多くは治療開始時にみられ，眠気，ふらつき，精神活動低下，筋緊張低下，鎮静，行動異常，めまい，構音障害などです．小児や高齢者で落ち着きのなさ，注意力の低下，易刺激性，興奮などの行動変化が問題になることがあります．強直発作に有効なこともある一方，かえって悪くなることもあります．よだれと気道分泌物の増加が小児で問題になることがあります．薬疹はまれです．中止時には離脱症状（発作の増悪，不安や不眠など）が起こることがあるため，ゆっくり少量ずつ減量します．

注　意　最初のうちは効いていても徐々に効果が弱まってくることがあります．これを耐性と呼びます．耐性は用量が少ないほど，分服の回数が少ないほど起きにくく，また耐性出現時は休薬期間をおいて再投与すると再び効果が得られることがあります．

㉕ ミダゾラム（商品名：ブコラム口腔用液　略号：MDL）

適　応　てんかん重積状態

特　徴　発作が続いているとき，反復しているときに発作を止めるために使用します．歯茎と頬の間にシリンジでゆっくり注入します．年齢に応じた規格のものを使用します．

使用法　1歳未満1回2.5 mg，1歳以上5歳未満1回5 mg，5歳以上10歳未満1回7.5 mg，10歳以上18歳未満1回10 mgを頬粘膜投与する．

副作用　呼吸抑制，眠気，下痢，嘔気

注　意　投与のタイミングはあらかじめ主治医とよく話し合っておきます．使用後には発作や呼吸の状態に十分注意します．発作が続く場合や，呼吸が浅いようならすみやかに医療

機関を受診しましょう.

㉖ ロラゼパム（商品名：ロラピタ　略号：LZP）

適　応　てんかん重積状態

特　徴　てんかん重積状態の治療として，ジアゼパムと並ぶ第1段階での治療薬.ジアゼパムより作用の持続が長いのが利点.

使用法　成人：4 mgを静脈内投与.必要に応じて追加可だが総量として8 mgを超えない.
生後3ヵ月以上：0.05 mg/kg（最大4 mg）を静脈内投与.必要に応じて追加可だが総量として0.1 mg/kgを超えない.

副作用　筋緊張低下，傾眠，呼吸抑制など.

㉗ 最近はあまり使われることのない抗てんかん薬

・**エトトイン（商品名：アクセノン末　略号 EHN）**：フェニトインと同じヒダントイン系の薬です.フェニトインでみられる歯肉増殖や多毛などの副作用が少ない利点はありますが，効果も弱いためあまり使用されません.

・**トリメタジオン（商品名：ミノアレ散　略号：TMO）**：欠神発作に有効です.しかし，欠神発作にはバルプロ酸ナトリウムやエトスクシミドがよく効くので，最近はほとんど使われません.副作用として腎障害や造血障害があります.催奇形性が高いため妊婦には禁忌です.

・**アセチルフェネトライド（商品名：クランポール末　略号：APT）**：複雑部分発作や強直間代発作に有効です.付加的に使用されます.副作用として肝障害，造血障害があります.

文　献

1）三島信行(監)：抗てんかん薬ポケットブック，日本てんかん協会，東京，2014

[加藤 浩充，池田　仁]

5 これからの薬物治療

　わが国の抗てんかん薬の開発状況は，ほかの先進国に比べて著しく遅れていました．しかし，2008 年にラモトリギン，2010 年にレベチラセタムと新規抗てんかん薬が続々と承認され，10 年間で 10 種類の新規抗てんかん薬が販売されました．これらの新規抗てんかん薬は，従来の抗てんかん薬と比べて格段に優れた効果を有するわけではありませんが，副作用や相互作用が少ない，催奇形性の危険性が少ないなどのメリットがあります．しかしながら，まだまだわが国で使えない抗てんかん薬があります．**表 3** に海外とわが国の新薬の開発状況を示します．

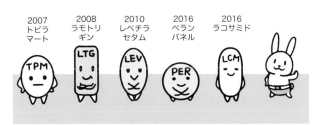

新しい抗てんかん薬が続々と承認されてきています．

表 3．抗てんかん薬の開発状況

成分名	作用点	米国	ヨーロッパ	日本	適　応
ブリバラセタム	SV2A	2016	2016	治験中	焦点てんかん
フェンフルラミン	セロトニン受容体	2020	2020	治験中	ドラベ症候群
カンナビジオール	セロトニン受容体 カンナビノイド受容体	2018	2019	—	ドラベ症候群 レノックス・ガストー症候群
エスリカルバゼピン	Na チャネル阻害	2013	2009	—	焦点てんかん

🌿 新しい抗てんかん薬

❶ Brivaracetam（ブリバラセタム）

　主な作用点は，前シナプス細胞に存在するシナプス小胞体（SV2A）です．レベチラセタムと作用点は同じですが，その親和性は 15〜30 倍強いのが特徴です．主な副作用は眠気や浮動性めまいで従来の抗てんかん薬と同様です．欧米では 2016 年より 16 歳以上の焦点てんかんの付加治療法として「Briviact」の商品名で販売されています．日本はアジア各国と共同して第Ⅲ相試験を行っています．

② Fenfluramine（フェンフルラミン）

　この薬は，1970年代に肥満治療薬として市販されていましたが，心臓弁膜症が報告されたため1997年に販売中止となりました．本剤は，中枢性セロトニン（5-HT）作動薬で，中枢興奮作用よりも抑制作用が強いのが特徴です．このため，難治てんかんに対する有効性が期待され，北米，欧州，オーストラリアのドラベ症候群を対象とした臨床試験の結果，発作抑制作用が明らかとなりました．欧米では2歳以上のドラベ症候群患者の治療薬として「Fintepla」の商品名で市販されています．主な副作用は食欲不振，体重減少，眠気，下痢，心エコー画像異常で，現在のところ重度の心疾患の報告は認められていません．日本は，ドラベ症候群，レノックス・ガストー症候群を対象とした国際共同治験を実施中です．

③ Cannabidiol（カンナビジオール）

　大麻に含まれる成分のひとつです．古くから大麻は鎮静作用があることが知られており，欧米で実施された臨床試験で抗てんかん作用が証明されました．臨床試験で認められた主な副作用は眠気，下痢，嘔吐，疲労感，肝機能障害などです．米国では，2歳以上のドラベ症候群，レノックス・ガストー症候群の治療薬として「epidiolex」の商品名で市販されています．現在，日本ではGW Pharmaceuticals社が治験を準備中です．

④ Eslicarbazepine（エスリカルバゼピン）

　カルバマゼピンと類似した構造を持ち，ナトリウムチャネルを阻害することによって抗てんかん作用を示します．本剤は，カルバマゼピンと比較して酵素誘導作用が弱く，忍容性に優れているのが特徴です．また，カルバマゼピンと異なり1日1回の服用で有効性を示します．欧州では4歳以上の焦点てんかんの付加治療法として「Zebinix」または「Aptiom」の商品名で市販されていますが，日本では治験実施にいたっていません．

[山本 吉章]

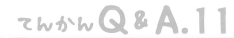

Q 副作用の心配をせずに使える薬はありますか？

A

どのような薬にも目的の作用（主作用）と，期待していない作用（副作用）があります．これは化学的に合成した薬だけでなく，植物や動物を原料とした漢方薬でも同じです．したがって，医療機関で処方された薬だけでなく，ドラッグストアで購入した薬でも副作用は生じます．

薬は，使用される疾患によって主作用となったり，副作用となったりします．たとえば，フェノバルビタールは催眠薬として発売されました．その後，てんかん発作の

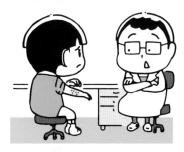

いつもと違う症状がみられたら，まずは医師に相談してください．

抑制作用が発見され，抗てんかん薬として用いられるようになりました．フェノバルビタールを催眠薬として使用する場合，眠気は主作用になりますが，抗てんかん薬として使用する場合の眠気は副作用となります．抗てんかん薬は脳の興奮を抑制する薬として開発されたため，眠気やふらつきなどの症状はある程度予測できる副作用と考えられます．

しかし，このような眠気やふらつきなどの副作用は，薬を飲み続けることにより身体に慣れが生じて軽減することがあります．この現象はすべての方にあてはまるわけではありませんが，新しい薬を飲み始めるときやすでに服用している薬を増量するときによく認められます．

副作用のなかには，その薬に特徴的に現れるものがあります．有名な副作用としてフェニトインによる歯肉の増殖，ゾニサミド，トピラマートによる体重減少や発汗障害，クロナゼパム，クロバザムによる唾液分泌の増加，ビガバトリンによる視野狭窄などがあげられます．なお，皮膚粘膜眼症候群（スティーブンス・ジョンソン症候群）や中毒性表皮壊死症（Lyell（ライエル）症候群）といった重症薬疹や重篤な肝障害，無顆粒球症といった命にかかわる重篤な副作用も報告されています．これらは抗てんかん薬によって頻度が異なりますが，たとえば皮膚粘膜眼症候群はラモトリギンでは1,000人に5人の割合で発生します．しかし，レベチラセタムやトピラマートではまれにしか起こりません．不幸にして副作用が起こった場合でも，重症化させないことが大切です．そのためには副作用の初期症状を理解することが大切で，早期発見につながります．薬が追加されるときは，医師や薬剤師から副作用の初期症状・種類・頻度・起こりやすい時期などについて十分に説明を受け，理解しておきましょう．

このような薬の副作用があることを理解していれば，実際に副作用が出現した際にも冷静に対処することができるでしょう．

しかし，日常生活のなかで起こる症状が副作用であるか否かを判断しにくい場合もあります．いつもと違う症状がみられたら，まずは医師や薬剤師に相談してください．

［杉山 尭紀］

同じ薬を同じ量服用してもすべての人に同じように薬の作用が現れるとは限りません．人の性格が様々なように，薬の効き方にもいわゆる「個人差」が認められます．個人差は，人によって身体の大きさや消化管での吸収・肝臓での代謝・腎臓での排泄の能力が違うために現れます．この個人差を知るために薬物血中濃度を測定します．薬物血中濃度は，薬が有効な治療域，それを超えて副作用が出現する中毒域，それ以下であまり効果が期待できない無効域の3つに分類されます．多くの薬は血中濃度の測定が必要ありませんが，抗てんかん薬は治療域が狭く，投与量の設定が難しいため，血中濃度の測定が有益です．

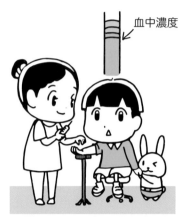

血中濃度

定期的な血中濃度測定は治療の評価を行ううえで有用です．

いつ血中濃度を測定すればよいか

では，どのようなときに血中濃度を測定すればよいのでしょうか？ 血中濃度を測定するタイミングとしては，①中毒が疑われるとき，②発作が増加したとき，③薬の効果判定を行うとき，④相互作用による薬物調整のとき，などがあげられます．

① 中毒が疑われる

薬疹のように用量に関係なく起こる副作用もありますが，通常は過量投与により中毒症状が現れます．たとえば，フェニトインの治療域は一般的に $10\sim20\,\mu g/mL$ ですが，$20\,\mu g/mL$ 以上になると手のふるえ・意識障害などの中毒症状が起こることがあります．もしこのような症状が認められた場合，中毒によるものかどうかの判定に血中濃度測定は役立ちます．

② 発作の増加

インフルエンザなどの感染症にかかったときや，女性の生理時などは急に発作が増えることがあります．一方で，自己判断による減量や休薬によって，発作が増えている場合もあります．血中濃度を測定することにより，発作の増加原因が体調の変化によるものなのか，服薬に問題があるのか，その原因を確認することができます．

③ 薬の効果判定

抗てんかん薬の効果判定を行うには，抗てんかん薬を発作の抑制効果が得られるまでゆっくり増量していきます．この増量の過程で血中濃度を測定し，治療域に達しているかどうか，その濃度での発作の状態，副作用の有無を確認します．これにより，その薬の有効性を決定

します.

④ 相互作用による薬物調整

複数の薬を服用している場合，薬同士が影響し合い相互作用を起こす可能性があります．ラモトリギンとバルプロ酸ナトリウムの組み合わせでは，相互作用によりラモトリギンの血中濃度が上昇します．また，バルプロ酸ナトリウムを服用中にペネム系抗菌薬のファロペネムナトリウム水和物を併用すると，バルプロ酸ナトリウムの血中濃度が低下します．このため血中濃度を測定しながら，薬の投与量を補正していくことができます．

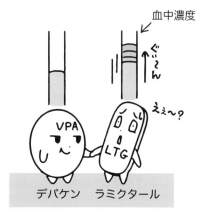

薬同士が影響し合い相互作用を起こすことがあります．

🌱 安全で効果的な薬の服用のために

患者さん個々に合わせた薬の投与量を決定していくうえで，血中濃度測定は重要です．血中濃度測定の結果と発作の頻度，副作用の有無などの情報を総合して，より安全かつ効果的な薬の投与設計を行うことができます．

[福島 悠太郎]

7 薬物治療での注意点

てんかん治療の主体は薬物治療であり，発作に適した薬が選択され，用法・用量が決定されます．患者さんには継続的に薬を服用することが求められます．したがって，患者さんは発作だけでなく自身の薬についてもよく知り，その薬とうまく付き合っていくことが大切です．

従来，医療現場では正確な服薬を行うことを意味する用語として「服薬コンプライアンス」という言葉が使われてきました．服薬コンプライアンスとは，「患者さんが医療従事者の決定に従って服薬する」という意味で，治療の主体は医療従事者側にありました．しかし

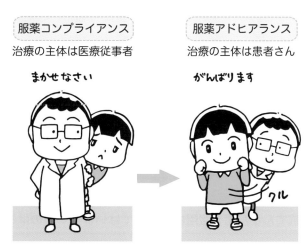

服薬コンプライアンス
治療の主体は医療従事者
まかせなさい

服薬アドヒアランス
治療の主体は患者さん
がんばります

治療の主体が誰であるか認識することが大切です．

最近は，「服薬アドヒアランス」という言葉が使われています．服薬アドヒアランスとは，「患者さんが積極的に治療方針の決定に参加し服薬する」という意味で，治療の主体を患者さん側に置く考え方です．

　てんかんは長期間の治療を必要とする疾患です．このため，患者さん自身やその家族の治療に参加する意思と努力が重要です．発作に適した抗てんかん薬を処方されていても，服薬が不規則であれば十分な血中濃度が得られず発作が抑制できません．てんかんの薬物治療では，医師から十分な説明を受け，規則的な服薬の重要性を理解し，治療の主体が誰であるか認識することが大切です．

　ここでは，患者さんや家族からよく受ける質問とその回答について，薬剤師の視点から，注意しなければならないこと，知っておいてほしいことなどを加えて解説します．

抗てんかん薬を服用後，嘔吐してしまった

　薬を服用してから30分以内に嘔吐した場合は，同じ量の薬をもう一度服用してください．錠剤の場合，30分以上経っているときは，嘔吐物のなかに薬が含まれているか確認してください．もし含まれているときはもう一度同じ

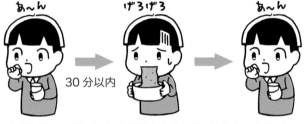

あ～ん　げろげろ　あ～ん

30分以内

お薬を飲んで30分以内に嘔吐したらもう一度飲んでください．

内容の薬を服用し，みつからない場合は服用する必要はありません．粉薬や水薬を服用後30分以上経っているときは体内に取り込まれたと考え，再度服用する必要はありません．

抗てんかん薬を飲み忘れてしまった

　飲み忘れに気づいた時点ですぐに服用するようにしてください．たとえば，朝・夕の2回薬を服用する場合に，朝の分を飲み忘れ，夕方近くに気づいたときは，すぐに朝の分の薬を服用し，それから4時間くらい空けて夕方の分の薬を服用してください．

　てんかんの薬物治療では継続的に薬を服用することが必要です．発作がない場合でも，患者さんの判断で薬の減量または断薬を行ってしまうと，発作の再発の危険があります．

抗てんかん薬を服用中，食べてはいけないものはありますか

　代表的なものに，カルバマゼピンとグレープフルーツの飲み合わせがあります．カルバマゼピンを服用している患者さんがグレープフルーツを摂取すると，カルバマゼピンの血中濃度が上昇するおそれがあるといわれています．一説によるとグレープフルーツの成分であるナリンジンがカルバマゼピンを代謝（分解）する酵素の働きを抑制するためと考えられてい

ます．このような現象がすべての患者さんに起こるわけではありませんが，カルバマゼピン服用中はグレープフルーツの摂取を控えるようにしてください．

抗てんかん薬を服用中，アルコールを飲んでもよいですか

アルコールは，抗てんかん薬と同様に中枢神経系を抑制するため，同時に飲むことで抑制作用が強くなり眠気・ふらつきなどが出るおそれがあります．また，アルコールが抗てんかん薬の代謝に影響し，血中濃度を低下させてしまう可能性もあります．睡眠深度を浅くする可能性もあります．過度のアルコール摂取は控えたほうがよいでしょう．

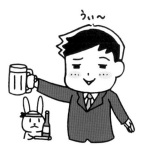

うぃ～

過度のアルコール摂取は控えましょう．

発作が治まりません

発作が長時間に及ぶ，あるいは短い時間にいつになく多くの発作が現れる場合は，即座に効果が得られる抗てんかん薬による緊急治療が必要になることがあります．この場合，注射剤，注腸液や坐剤などが使われますが，もっともよく使われるのはジアゼパム坐剤です．この坐剤は家族だけでなく，学校の先生など介助する方も使用することができます．また，ミダゾラム製剤を口腔内投与する場合もあります．このように緊急治療が必要となる患者さんは，あらかじめ使用する状況や量

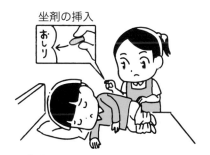

坐剤の挿入

おしり

発作時の対処はあらかじめ医師と確認しておきましょう．

について医師と話し合い，身の回りの人たちに，いつ・どのように使うべきか，伝えておく必要があります．とくに，普段緊急治療薬としてジアゼパム坐剤を使用している方で，新たにミダゾラム製剤が処方される場合には注意が必要です．ジアゼパム坐剤とミダゾラム製剤はどちらもベンゾジアゼピン系の薬剤であり，場合によっては重複投与で呼吸抑制などの重篤な副作用が生じる可能性があるためです．複数の緊急治療薬を所持している場合には，使い分けなどに関して事前に医師と話し合っておく必要があります．しかし，医療機関外で行える対処には限界があります．ミダゾラム製剤は使用後に原則緊急搬送を手配することが必要となっています．また，その他のジアゼパム坐剤などでも発作が治まらない，次の発作がさらに起こってくるような場合には，医師と連絡を取るか，状態によっては病院を緊急受診する必要があります．

ジアゼパム坐剤と解熱坐剤はどちらを先に使いますか

　まずジアゼパム坐剤を先に投与し，少なくとも 30 分以上空けてから解熱坐剤を投与してください．アセトアミノフェンをはじめ，市販されている解熱坐剤は油脂性基剤となっているので，先に投与するとジアゼパムの吸収が遅くなってしまうからです．

粉薬が苦くて飲むのをいやがる

　子どもが錠剤を服用できるようなら，錠剤に変更するのもひとつの方法です．しかし，錠剤に変更できないようなら，乳糖を加えたり，単シロップに混ぜることで苦みを軽減させることができます．ただ，粉薬と単シロップを混ぜる場合は，服用する直前に行ってください．つくり置きでは薬の性質が変わる可能性があります．

錠剤を噛み砕いてしまう

　錠剤がうまく服用できずついつい噛んでしまう．錠剤を噛み砕いて小さくしてから服用してしまうがそれでよいかという相談を受けることがあります．錠剤のなかには胃で溶けずに腸で溶けるように設計されている薬や，バルプロ酸ナトリウムの徐放剤のように消化管で徐々に溶ける薬があります．したがって，これらの薬は噛み砕くと急に薬が溶け出してしまう危険性があるため，噛み砕かずに服用してください．また，錠剤のなかには噛み砕くことにより苦味が増すこともあります．細粒剤や粉薬もありますので，医師とよく相談してください．

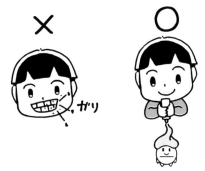

噛み砕いては
いけないものがある

苦いときは
お薬シロップなどを使う

薬の飲み方にも注意しましょう．

[福島 悠太郎]

Q 薬の相互作用とは何ですか？

A てんかんの薬物治療は単剤で開始しますが，発作が抑制されない場合には複数の抗てんかん薬を併用することがあります．また，患者さんが高齢になるとてんかん以外の疾患が併存することが多くなり，抗てんかん薬以外の薬を服用する機会が増えてきます．抗てんかん薬のなかには併用している薬の濃度を変動させる作用を持つものがあります．この作用は薬の「相互作用」と呼ばれます．抗てんかん薬は，相互作用を起こす薬もあれば，相互作用を受けやすい

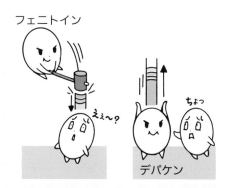

抗てんかん薬の中にはほかの薬の濃度を変化させるものがあります．

薬，あるいは相互作用の影響をほとんど受けない薬もあります．一般的に薬の数が増えれば増えるほど副作用や相互作用の頻度は上昇します．

❶ フェニトイン

肝臓に存在する薬物代謝酵素の働きを促進して，併用薬の血中濃度を低下させる作用を持ちます．この薬の相互作用は強く，バルプロ酸ナトリウム，ラモトリギン，トピラマート，ペランパネル，ゾニサミド，エベロリムスなどの血中濃度を低下させます．さらに免疫抑制薬，抗真菌薬のボリコナゾール，抗凝血薬のワルファリンカリウム，抗HIV薬など，薬効を厳密に管理する必要がある薬の血中濃度を低下させる作用を持つため注意が必要です．逆に抗結核薬のリファンピシンはフェニトインの血中濃度を低下させる働きを持ちます．

❷ フェノバルビタール，プリミドン

フェニトインほど強くありませんが，併用薬の血中濃度を低下させる作用を持ちます．この薬は体内にとどまっている時間が長く，血中濃度もゆっくり上昇するため，薬物代謝酵素の働きを促進する作用が投与開始後数日で起こることもあれば，数週間後に起こることもあります．また，この薬を中止したあともこの作用がしばらく持続することがあります．

❸ カルバマゼピン

飲みはじめに薬物代謝酵素の働きを阻害し，併用薬の血中濃度を上昇させる働きがあります．しかし，長期間服用によって，フェニトインなどと同様に酵素の働きを促進させる作用を示します．マクロライド系抗菌薬（エリスロマイシン，クラリ

スロマイシン）やトリアゾール系抗真菌薬（イトラコナゾール，フルコナゾール）などを併用すると，この薬の血中濃度が上昇することがあるため注意が必要です．

④ バルプロ酸ナトリウム

この薬は主にグルクロン酸抱合と呼ばれる代謝経路により体外に排出されます．このため，同じ経路で代謝を受けるラモトリギンを追加した場合，ラモトリギンの代謝が阻害され血中濃度が2倍以上になると報告されています．バルプロ酸ナトリウムを服用している患者さんにラモトリギンを追加する場合，増量は慎重に行わなければなりません．また，フェノバルビタールやカルバマゼピンを服用中の患者さんにバルプロ酸ナトリウムを追加投与した場合，これらの薬の血中濃度が上昇することがあります．

新規抗てんかん薬は，上にあげた従来の抗てんかん薬と比べて併用薬に与える影響が少ないのが大きな長所です．一方，ラモトリギン，トピラマート，ペランパネル，ゾニサミド，エベロリムスなどは薬物相互作用を受けやすく，ガバペンチン，ラコサミド，レベチラセタムは，主に腎臓から排泄されるため相互作用を受けにくいのが特徴です．

[山本 吉章]

てんかんQ&A.13

Q 薬のために発作が増えることはありますか？

A

てんかんを診療する医師の多くは，抗てんかん薬によって発作が増悪した経験を持っています．もっとも注意すべきことは，①不適切な薬剤選択です．焦点起始発作と全般起始発作では有効な薬剤が異なります．発作型やてんかんの診断を誤ると薬剤選択も不適切となり，その結果かえって発作が増えてしまうことがあります．たとえば，カルバマゼピンは焦点起始発作の第1選択薬ですが，全般起始発作である欠神発作やミオクロニー発作，強直発作，脱力発作などに用いると，それらの発作を増悪させることがあります．次に，②逆説的な

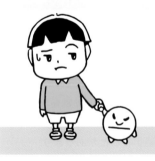

不適切な薬剤選択により，発作が増悪する可能性があります．

反応があります．診断は正しく，薬剤選択も決して誤っているとはいえない場合です．たとえば，中心・側頭部に棘波を示す自然終息性てんかんは夜間睡眠中の焦点起始発作を特徴としますが，カルバマゼピンはそれまでなかった日中の欠神発作や失立発作を誘発し，脳波も悪化することがあります．また，ベンゾジアゼピン系薬は発作型を問わずよく用いられますが，レノックス・ガストー症候群の強直発作を増悪させることがあります．さらに，③過量服用すると発作頻度が増えることがあるといわれています．最後に，④薬剤誘発性の脳症があります．発作の増悪を伴う脳機能障害を指し，バルプロ酸ナトリウムで報告されています．嘔気，嘔吐，無気力，発作の増加，脳波の背景活動の徐化，発作波の増加，肝機能障害などが生じます．

　薬による発作の増悪は，成人よりは小児で，とくにレノックス・ガストー症候群やドラベ症候群など複数の発作型を持つてんかん性脳症で経験することが多いようです．

　さて，①ではどのようなときに発作型やてんかんの診断を誤るのでしょう？

　発作症状が誤った判断を導くことがあります．たとえば，強直間代発作が左右どちらかの方向への頭部や体の回旋を伴うことがあります．多くの場合，これは焦点起始発作が両側化していく過程の表れなのですが，特発性全般てんかんでもみられることがあります．若年ミオクロニーてんかんではミオクロニー発作が一側の上肢に限って起きることがあります．これを焦点起始発作と考えてカルバマゼピンを処方すると，発作が増えてしまうことがあります．誤りに気づいてバルプロ酸ナトリウムやクロナゼパムを処方すると，ぴたりと発作が起きなくなります．

　重要な発作症状が報告されず，診断を誤ることもあります．若年ミオクロニーてんかんでは，ミオクロニー発作を発症してもそれがてんかん発作とは思わず，そのまま何年も過ぎてしまうことがあります．その後全身の強直間代発作が発症してはじめて医療機関を受診した際に，このミオクロニー発作のことを話題にしないままでいると，強直間代発作を起こすてんかんはいくつもありますので，正確な診断にたどりつかないことになるのです．

　脳波で焦点性・全般性の診断を決めかねることもあります．しかし，処方に伴って発作が増悪した際には，診断や発作の見方を見直すよい機会となります．

[日吉 俊雄]

8 てんかん重積状態の治療

呼吸や血圧に影響を及ぼすけいれん発作が持続したり，このような発作が意識の回復する前に繰り返し出現したりする状態（けいれん性てんかん重積状態）は，長時間に及ぶと脳の非可逆的な変化をきたして恒久的な障害や生命の危険を生ずることがあるので，速やかに治療する必要があります．一方，非けいれん性てんかん重積状態では必ずしも緊急治療は要しないものの，水分摂取や定期薬の内服が困難，意識障害による徘徊や転倒の危険などが持続する，てんかん以外の疾患が疑われるといった場合には医療機関への救急搬送が必要です．

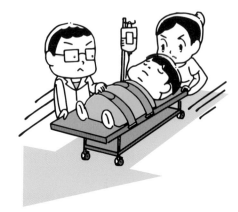

発作が止まらない場合は医療機関への緊急搬送が必要です．

医療機関に搬送するまでの対応

けいれん発作が出現して重積状態になる可能性が考慮される場合には，ジアゼパム坐剤（ダイアップ 4 mg, 6 mg, 10 mg）通常 0.4〜0.5 mg/kg，最高 10 mg を直腸内投与します．場合により再投与できますが，小児や呼吸障害のある方では呼吸抑制に注意が必要です．ミダゾラム口腔用液（ブコラム 2.5 mg, 5 mg, 7.5 mg, 10 mg）は頬粘膜に投与する薬剤ですが，呼吸障害や血圧低下をきたすおそれがあり，使用に際しては事前に医師と十分に連携し，指導を受けることが必要です．

医療機関における処置

• ジアゼパム（商品名：ホリゾン，セルシン，0.3〜0.5 mg/kg，最大 10 mg），あるいはロラゼパム（商品名：ロラピタ，0.05 mg/kg，最大 4 mg）をゆっくり静注し，いずれも 5〜10 分後に発作が続いていれば同量を追加します．

• ミダゾラム（商品名：ドルミカム）0.1〜0.3 mg/kg をゆっくり静注し，必要に応じて 0.05〜0.4 mg/kg/ 時（小児 0.1〜0.5 mg/kg/時）を維持投与します．静注が困難な場合には，頬粘膜投与が行われることもあります．

• さらに重積状態が続けば，ホスフェニトイン（商品名：ホストイン）22.5 mg/kg を 3 mg/kg/分または 150 mg/分以下の速度で静注します．血圧低下に注意が必要です．

• または，フェノバルビタール（商品名：ノーベルバール）15〜20 mg/kg を 100 mg/分以下の速度で 10 分以上かけて静注します．血圧低下，呼吸抑制に注意が必要です．

- レベチラセタム（商品名：イーケプラ，てんかん重積状態には保険適用外）20〜60 mg/kg，最大 3,000 mg/kg を 2〜5 mg/kg/分で静注することもあります．

以上の治療が無効の場合，プロポフォール（小児では禁忌），チアミラールナトリウム，チオペンタールナトリウム，あるいは吸入麻酔薬が使用されますが，呼吸管理が必要となります．

血液電解質，血液ガス，血糖の補正，重積状態が長期化すれば脳浮腫の予防，治療，横紋筋融解症への対応が必要になる場合があります．原因に脳炎や頭蓋内出血などの急性疾患が疑われれば，髄液検査や MRI が必要になります．

[芳村 勝城]

9 高齢者の薬物治療

治療の開始時期

若年者に比べて，高齢者でははじめての発作のあとに再度発作が起こる可能性が高い（66〜90%）とされています．したがって，若年者では一度の発作では原則として抗てんかん薬治療は開始しないことが多いのですが，高齢者でははじめての発作でも治療の開始を考慮します．

薬物治療における注意点

高齢者の薬物治療では，以下の点に注意が必要です．

- 抗てんかん薬による副作用がわかりにくい．副作用なのか，その症状がもともとあるてんかん以外の病気によるものなのか，またその病気に対して処方されていた薬によるものなのかの判断がつきにくい．
- 患者さん自身にてんかん発作の症状がわからず，薬によってよくなっているのかどうか本人にもわからないことがあるため，家族や医療従事者が十分に注意して評価しないといけない．

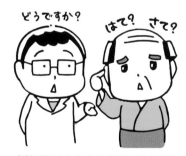

症状がてんかんからきているものか判断がつきにくい．

- 年を取るに従って，体内に入った薬の吸収や排泄に影響する肝臓や腎臓などの内臓機能が変化（おおむね低下）するため，効果や副作用が出てくる薬の量や内容が若年者と異なってくる．
- 以上を踏まえ，てんかん以外に併存している病気や，そのために使用している薬も考慮して，抗てんかん薬を選ぶ必要がある．

さらに，ほとんどの高齢発症のてんかんは，通常推奨されている血中濃度の下限，あるいはそれ以下の抗てんかん薬で発作が抑制されるといわれています．

以上より，高齢者では合併症や併用薬を考慮して，副作用が少なく，ほかの薬への影響が少ない抗てんかん薬を選択して，少量から使用していくことが勧められます．

高齢発症での治療薬の選択

高齢者の焦点起始発作では，合併症の有無によって抗てんかん薬の選択も異なります．合併症のない高齢者では，カルバマゼピン，ラモトリギン，レベチラセタム，ガバペンチンが推奨されています．合併症のある高齢者ではレベチラセタム，ラモトリギン，ガバペンチンが推奨されています．

また合併症のない高齢者の全般起始発作では，ラモトリギン，バルプロ酸ナトリウム，レベチラセタム，トピラマートが推奨されています．

近年，新しい抗てんかん薬も使用が可能となっており，今後，高齢者に対する効果や副作用などの知見が出てくると考えられます．

[松平 敬史]

てんかんQ&A.14

Q ジェネリックはありますか？ また，変更しても問題ありませんか？

A

ジェネリック医薬品（後発医薬品）とは何ですか？

病院で処方される医療用医薬品には，ブランド医薬品（先発医薬品）とジェネリック医薬品の2種類があります．ブランド医薬品とは，新しい有効成分や使用方法が開発されて発売される新薬のことです．この新薬の開発には，多くの歳月と開発費用がかかります．特許を出願することにより，開発した製薬会社には20～25年間その薬を独占的に製造・販売する権利が与えられます．この特許期間が過ぎると，ブランド医薬品と同じ成分の薬がほかの製薬会社から低価格（ブランド医薬品で効果と安全性が十分に確認されていることから，開発に要する期間や費用が大幅に軽減できるため）で発売されます．これがジェネリック医薬品です．抗てんかん薬にも，カルバマゼピンやバルプロ酸ナトリウムなどのジェネリック医薬品があります．

ブランド医薬品とジェネリック医薬品は同じですか？

ジェネリック医薬品の製造承認申請に必要な資料は，品質規格に関する資料，安定性に関する資料，生物学的同等性に関する資料です．このうち，薬の血中濃度の時間推移を調べてブランド医薬品とジェネリック医薬品の効果が同じであることを

確認するのが生物学的同等性試験です．具体的には，最高血中濃度と血中濃度-時間曲線下の面積がブランド医薬品と同じであるかを調べます．ブランド医薬品の80〜125％の範囲にあればそのジェネリック医薬品はブランド医薬品と同じと判定されます．これは，同じ量の薬を飲んでもジェネリック医薬品によってはブランド医薬品に対して血中濃度が高くなったり，低くなったりする場合があることになります．通常，このような差が生じても，臨床上大きな問題にはなりません．しかし，抗てんかん薬は有効域が狭いため，わずかな血中濃度の変化でも発作の再発や副作用が生じる危険性があります．ジェネリック医薬品の普及が進んでいる欧米では，ブランド医薬品からジェネリック医薬品への切り替えにより，発作の再発や副作用が生じたとの報告があります．

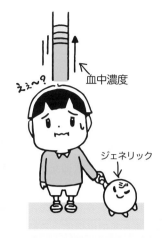

血中濃度

ジェネリック

同じ成分でも薬の変更により血中濃度が変化することがあります．

　また，ジェネリック医薬品は，ブランド医薬品と色や形，味や香りなど異なる場合があります．これはジェネリック医薬品が販売されるまでの期間中に製剤技術・開発の進展からより飲みやすく改良された製品で販売されることがあるからです．これらに用いられる添加物はそれ自体に薬効がないため，有効成分に影響することはありません．

ジェネリック医薬品同士は同じですか？

　ジェネリック医薬品はブランド医薬品に対してのみ生物学的同等性を調べ，ジェネリック医薬品同士の生物学的同等性は調べられていません．したがって，ブランド医薬品からジェネリック医薬品への変更以上にジェネリック医薬品同士の変更のほうにリスクがあるかもしれません．たとえば，ジェネリック医薬品Aがブランド医薬品に対して最高血中濃度が125％，ジェネリック医薬品Bが80％だとすると，ともにブランド医薬品に対しては同等とされても，医薬品Aの最高血中濃度は医薬品Bの1.5倍になることになります．

　したがって，現在服用している薬で発作が抑制されている場合は，ブランド医薬品，ジェネリック医薬品にかかわらず切り替えは避けるべきでしょう．ただし，発作が抑制されていない場合や治療を始めるときに，ジェネリック医薬品の使用を考えることに問題はないでしょう．

[矢嶋　隆宏]

Q 漢方薬や市販のサプリメントは治療に影響しますか？

A

漢方薬と抗てんかん薬

漢方薬は，風邪から慢性疾患の治療まで，また一般用から医療用医薬品まで幅広く用いられています．現在のところ，抗てんかん薬と漢方薬の併用による健康被害の報告はありません．しかし，服用に際して注意が必要な漢方薬の成分があります．その代表的な例について紹介します．

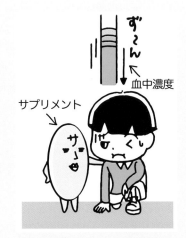

漢方薬やサプリメントを服用するときは医師に相談しましょう．

❶ 甘草

多くの漢方薬に含まれている甘草の成分であるグリチルリチンの副作用に偽アルドステロン症があります．この副作用は，内分泌系や電解質の検査値に異常をきたすものです．カルバマゼピンなど一部の抗てんかん薬にも同様の異常が認められることがあります．これらを併用した場合，検査値などに異常が起きたとしても，どちらの影響であるか判断ができなくなります．

❷ 麻黄

麻黄の成分であるエフェドリンには中枢神経を興奮させる作用があります．一方，抗てんかん薬にも興奮や多動などの副作用を生じるものがあり，抗てんかん薬と併用するとその作用が増強するおそれがあります．

❸ 柴胡

柴胡には鎮静作用があります．一般的に抗てんかん薬は中枢神経を抑制するものがほとんどで，併用により作用が増強するおそれがあります．

サプリメントと抗てんかん薬

食生活の欧米化が進んできている現代では，食生活の変化が著しく，栄養の偏りがあることがあります．そこで，不足している栄養素を補うためにサプリメントを服用することがあるでしょう．サプリメントは抗てんかん薬に影響を及ぼすことがあります．その代表的な例について述べます．

① 葉　酸

　フェニトインの長期服用による副作用に葉酸低下があります．このため，葉酸の補充を勧められることがあります．成人における葉酸の1日最大摂取量は1 mg ですが，その5倍量である5 mg の葉酸を投与したところ，フェニトインの血中濃度が50％低下した患者さんが報告されています．しかし，血中濃度低下のメカニズムは科学的に証明されていません．すべての患者さんにおいて起こるわけではありませんが，家族や知人などからこのサプリメントを勧められても，服用してよいか，またその服用量については主治医に相談するべきでしょう．なお妊娠に際しては，葉酸の補充が推奨されています．

② セント・ジョンズ・ワート（セイヨウオトギリソウ）

　セント・ジョンズ・ワートは，抗うつ作用や精神安定作用を持つといわれているハーブの一種です．セント・ジョンズ・ワートを含んだ健康食品は，薬物代謝酵素の働きを高めるため，フェニトイン，カルバマゼピン，フェノバルビタールなどの抗てんかん薬の血中濃度を低下させます．

　このように，漢方薬やサプリメントのなかには，抗てんかん薬への影響が認められるものもあります．服用を始めるときは，医師や薬剤師に相談したほうがよいでしょう．

［矢嶋 隆宏］

てんかんQ&A.16

Q 薬でてんかんが治ることはないのでしょうか？ 薬をやめると再発しますか？

A　抗てんかん薬治療によって，てんかんを持つ人の60〜70％が長期寛解にいたるといわれています．寛解とは，病気による症状が軽減または見かけ上消滅した状態を指し，ここでは発作が年単位で消失した状態を指すこととします．ただし，再発の心配がないわけではありません．薬物治療をいつまで続けるかは，いろいろな事情を考慮して決めていくことになります．

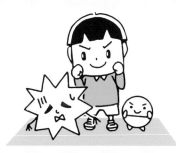

抗てんかん薬によって多くの人が寛解状態にいたることが知られています．

治療の終結を決定する際には，年齢や社会的状況が重要な要素となります．小児では自然終息性てんかんという一群があります．これは小児期にのみ発病し，成人になる前にほぼ間違いなく薬をやめることができます．小児では，それ以外のてんかんにおいても発病と寛解が年齢と関連しているようにみえることが少なくないこと，服薬が認知，学習，行動に負の影響を及ぼす可能性があることなどから，一定期間（日本てんかん学会のガイドラインでは3年）発作がなければ薬の減量・中止を考えていくことが勧められています．これに対して成人では，発作の再発が自動車運転や雇用に及ぼす影響を考えると，より慎重にならざるを得ないと思います．妊娠可能な女性に対しては特別な配慮が必要です．抗てんかん薬の催奇性を考慮すると薬物治療を最小限にしていくことが望ましく，その延長線上には治療の終結があるからです．

　断薬後の発作再発率については多くの研究報告があります．ほとんどすべてが海外からの報告ですが，再発率は12〜67％と非常に幅が広いのが特徴です．その理由として，調査対象となった方の年齢やてんかんの種類，重症度がそれぞれの報告で異なることがあげられます．一般に成人の方が小児に比べて再発率が高いといわれています．再発は減量開始後いつでも起こり得ますが，断薬から時間が経つほど新たな再発は少なくなります．数多くの研究報告をまとめて解析した最近の報告によれば，報告症例全体の再発率は46％で，減量開始後1年後には28％，2年後には37％，5年後には47％，10年後には51％が再発していると見積もられたとのことです．

　再発の危険率は，①発病年齢からみると青年期発病，成人期発病，小児期発病の順に高いといわれています．そのほかの危険因子として，②断薬時の年齢が16歳以上であること，③発作反復期間が長いこと，薬物治療開始後も発作が起きたこと，④全般性強直間代発作やミオクロニー発作の既往があること，⑤症候性（素因性でない）てんかんであること，⑥運動障害や知的障害があること，⑦抗てんかん薬減量開始時に脳波異常があること，⑧2剤以上服薬していること，などがあげられています．

　最後に重要なことですが，発作消失期間が長いほど断薬後の再発率は低くなることがいくつかの研究で示されています．このことは，服薬して発作がない状態を続けることが「治ること」につながっていくことを示唆しています．

［日吉 俊雄］

10　薬で発作がよくならないとき

アドヒアランスの確認

　アドヒアランスとは，患者さんが積極的に治療方針の決定（てんかん治療の場合には，主に抗てんかん薬の内服に関して）に参加し，その決定に従って治療を受けることです．この決定を遵守できていることを「アドヒアランスが良好である」といいます．抗てんかん薬が処方されているにもかかわらず発作が抑制されない場合，医師は患者さんの健康状態，生活環境の変化，相互作用のある併用薬剤の有無などについてたずねると同時に，抗てんかん薬の血中レベルを測定し，アドヒアランスを確認します．

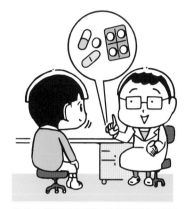

今後の治療の見通しは定期的に医師と確認していきましょう．

　患者さんが副作用を心配し，服薬の必要性を十分に理解しないまま，自己判断で内服を中止している場合もあります．そこで，服薬が適切に行われていない場合には，患者さんと医師の間で，薬物治療の必要性，服薬による不利益，今後の治療の見通しなどについてもう一度十分に話し合い，合意にいたる必要があります．医師は，服薬を継続していくうえでの便宜を考慮し，分服の簡素化などの工夫を行います．

薬剤の量や種類の調整

　アドヒアランスが良好であるにもかかわらず，発作が改善されない場合，さらなる薬物調整が行われます．年齢や体格の変化によって発作様式が変化したり，抗てんかん薬の効果が不安定になったりすることがあります．服薬量の増減，抗てんかん薬の種類の変更，多剤の併用など，細かい調整が行われます．薬によっては，服薬を開始した当初は奏効したものの，やがて耐性（いわゆる「慣れ」）が生じ，効果が減弱することもあります．

外科治療の検討

　慎重に薬物調整を継続しても抗てんかん薬が奏効しない場合，てんかん診断が正確になされているかどうかが再検討されます．てんかんの種類によっては，不適切な薬剤が選択された場合，発作が悪化することもあるからです．非てんかん性発作の鑑別も含めて，もう一度，専門医によるてんかん診断の見直しが大切です．さらに，現代の画像検査の技術のめざましい発展により，これまで指摘されなかった異常がみつかることも多くなりました．長い間，薬物治療しか選択枝のなかった患者さんでも，再精査を行った結果，新たに外科治療の適応

ありと判断される場合が少なくありません.

 迷走神経刺激術

　薬剤抵抗性のてんかん発作があり，てんかんの外科手術の適応がない場合，もしくは外科手術の効果が不十分である場合には迷走神経刺激療法を補助的に緩和療法として用いることもあります．迷走神経刺激療法は左頸部の迷走神経に電極を取り付けて刺激することで，てんかん発作の回数の減少，発作の程度を軽減するものです．2年間の治療後に発作回数が50％以上減少した患者さんの割合が50％程度とされています.

[荒木 保清]

11 外科治療の適応，術前検査

　難治性てんかんに対しては，原則として生活の質の改善を目的とした外科治療が考慮されます．外科治療の適応は，適切な2種類以上の抗てんかん薬で単独あるいは併用療法が行われても，発作が継続した一定期間（1年ないしは治療前の発作間隔の3倍以上）抑制されず，日常生活に支障をきたしている状態において検討されます．小児ではさらに早期の手術が考慮されるべきとされています.

　手術適応を判断するための単一の検査法はありません．以下に挙げた術前精査を組み合わせててんかん焦点局在診断ならびに脳機能の評価を行い，「てんかん原性領域（完全に切除あるいは遮断することで，発作消失が得られる必要かつ十分な領域）」の推定が行われます.

❶ 詳細な病歴の聴取

• 正確なてんかん診断，患者さんの生活環境や心理的および社会的状況の把握をもとに，手術による生活の質の改善がどの程度期待されるかを十分に話し合います.

❷ STEP I 精査（非侵襲的精査）

• **発作間欠時脳波・脳磁図**：発作間欠時のてんかん性突発波の局在を調べます．磁場を測定する脳磁図も焦点診断に役立ちます.

• **発作時脳波および臨床発作症状**：長時間ビデオ脳波モニタリングを行い，実際の発作症状を観察しながら，対応する脳波異常を解析し焦点局在の推定を行います.

• **画像検査**：CT, MRI を行い，器質性病変の有無を確認します．SPECT（放射性同位元素を用いた単一光子放射断層撮影）や PET（陽電子放射断層撮影）と

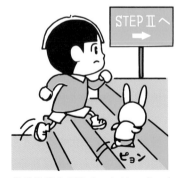

外科治療を行うまでにはいくつもの段階があります.

いった機能画像検査も有効です.

- **神経心理検査**：高次脳機能を評価し，機能低下領域を同定します．さらに，微量の麻酔薬を用いたワダテストを行い，言語や記憶の優位半球を特定します.
- **発達評価**：とくに小児例では，精神・運動発達や社会性・知的機能の発達など全人的に評価する必要があります.

③ STEP II　精査（侵襲的精査）

- STEP I 精査では情報が不十分で適切なてんかん原性領域の推定ができない場合には，頭蓋内に電極を留置して行う慢性頭蓋内脳波記録によって，より正確な焦点診断を行います．この際，STEP I 精査で可能な限り 「てんかん原性領域」 を絞り込んでおくことが重要です.

文　献

1）日本神経学会：てんかん診療ガイドライン 2018, 医学書院，東京，2018
2）三原忠紘，松田一己：脳の働きをうがかい知る 外科てんかん学入門，創造出版，東京，2008
3）大槻泰介ほか（編）：難治性てんかんの外科治療プラクティカル・ガイドブック，診断と治療社，東京，2007
4）日本てんかん学会：てんかん専門医ガイドブック 改訂第2版，診断と治療社，東京，2020

［市川 尚己］

てんかんQ&A.17

Q 内側側頭葉てんかんとは何ですか？

A　内側側頭葉てんかんは，側頭葉の内側にある構造物（海馬や扁桃体など）に発作の源を持つてんかんです．症状と病気の経過，脳波や画像検査の結果，治療方法とその成績が，おおむね共通しています．外科治療がもっとも期待できるてんかんのひとつで，海馬・扁桃体の切除により，患者さんのおよそ8割で意識を失う発作がなくなります.

 内側側頭葉てんかんの発作と経過

　典型的な発作は意識を失い，動作を停止して一点を見つめたあと，口をモグモグあるいはペチャペチャ動かす，目的もなく手をゴソゴソ動かす，ときに片方の手に力が入り固くなるといった症状が数分間続き，徐々に意識が戻ってきます．発作中のことはあとで思い出すことができません．発作のはじまりに，みぞおちのあたりから喉にかけて気持ち悪くなるといった前兆を自覚することもあります．全身のけいれんが起こることもありますが，ほかの側頭葉てんかんと比べるとまれです.

熱性けいれんを乳幼児期に経験することが多く，発作は学童期頃から起こり始めます．いったんは発作がおさまっても，再発した場合は発作がなかなか止まらないことが多いです．

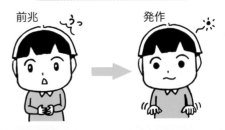

内側側頭葉てんかんの発作

前兆　　　　　発作

複雑部分発作が主体で，全身けいれんは比較的まれです．

内側側頭葉てんかんの診断

診断には脳波と MRI が重要です．脳波では側頭部に異常波がみられ，MRI では海馬の萎縮あるいは硬化所見がみられます．しかし，診断にもっとも大切なのは，発作の症状とその経過です．診断の精度をさらに上げるために，SPECT，PET，脳磁図検査なども検討します．いろいろな情報（症状・経過や検査所見）を総合して内側側頭葉てんかんと診断します．

内側側頭葉てんかんの治療

診断がつけば，まずは薬物治療を行います．抗てんかん薬で発作がなかなかおさまらないようであれば，早めに外科治療を検討すべきでしょう．一般に良好な手術成績が期待できます．

[近藤 聡彦]

12　脳波に関連する特殊な検査

てんかんの外科治療に関連する検査には特殊なものがあります．蝶形骨誘導脳波，頭蓋内脳波，皮質刺激検査，誘発電位検査などです．

蝶形骨誘導脳波

主に側頭葉てんかんの診断に用いられます．電極は細くて柔らかい銀線です．この電極を耳の穴よりも前方の場所から刺入します．側頭葉てんかん，とくに内側側頭葉てんかんの場合には，通常の頭皮脳波ではてんかん波が捉えにくいことがありますが，蝶形骨誘導電極を用いることでより鋭敏にてんかん波を拾い上げることができます．

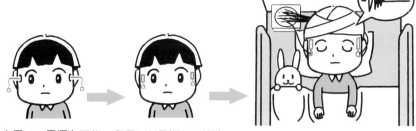

蝶形骨誘導脳波

針を用いて電極を頭蓋
底部に留置する

留置した電極から脳波
を測定する

より正確な病変部位を探るため，侵襲的な検査を行うこともあります．

慢性頭蓋内脳波

　てんかんの外科治療では，てんかん発作の源がどこにあるかを突き止めて切除する必要が
あります．同時に手足を動かす，言葉を話すなどの生活上の大切な働きを温存しなければい
けません．そのため，発作症状や各種の検査を用いても発作の源が十分に把握できない場合
（切除すべき部位の判断），あるいは機能を温存するうえでどこまでなら切除してもよいか，
より正確に判断する必要がある場合（温存すべき部位の判断）には，脳内や脳表面に電極を
置いて詳しく検査することがあります．これを頭蓋内脳波といいます．

　脳に刺入する電極（脳内電極）や脳の表面に置くシート状の電極（硬膜下電極）がありま
す．できるだけ効率的に情報を得られるように，電極の場所や数を工夫しますが，もっとも
大事なことは，いろいろな情報から立てた仮説（推測される発作の源）を立証できるように
することです．電極の留置は全身麻酔の手術によって行います．

　通常，数日〜約2週間にわたって脳波(慢性頭蓋内脳波)を記録し続け，とくに発作が起こっ
たときの脳波を重要視します．

　運動や言葉にかかわる大切な働きをしている部位を調べるには，電極に微小電流を流して
反応をみたり（皮質刺激検査），刺激に対する脳波の変化を調べたり（誘発電位検査）します．
これらの結果を参考にして，最終的により正確で安全な切除部位とその範囲を決定すること
になります．

術中頭蓋内脳波検査

　手術中に脳表面に電極を置いて脳波を記録することもあります．異常脳波がどこからどの
程度出現しているかをみます．しかし，麻酔の影響を受ける，あるいは発作が起きていない
状況の情報しか手に入らないといった欠点があります．また，必要に応じて皮質刺激検査や
誘発電位検査が手術中に行われることもあります．

[近藤 聡彦]

13 外科治療の方法

根治手術と緩和手術

　外科治療は，発作を止めることを目的とする根治手術と，発作の症状を和らげたり，頻度を減らすことを目的とする緩和手術に分けられます．根治手術では，発作の原因である大脳の一部を切り取ったり，切り離したりします．緩和手術としては，発作の興奮が伝わる経路を切り離す脳梁離断術や，大脳の異常な興奮を抑える迷走神経刺激療法などが行われています．てんかんの外科治療の適応検討においては，手術でよくなるてんかんなのかどうか，どのような手術方法がよいのか，十分に術前検査をして調べます．根治手術の可能性をきちんと検討することが大切です．

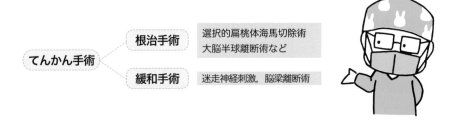

てんかん手術

根治手術 — 選択的扁桃体海馬切除術、大脳半球離断術など

緩和手術 — 迷走神経刺激，脳梁離断術

内側側頭葉てんかんに対する根治手術

　根治手術の対象としてよく知られているてんかんは，海馬硬化を伴う内側側頭葉てんかんです．発作の原因である海馬，扁桃体，および海馬傍回を含む側頭葉内側の切除手術が行われます．手術の方法は，選択的扁桃体海馬切除術あるいは側頭葉前部切除術などがあげられます．

　手術を行った患者さんの約80％で発作が消失します．海馬は記憶に関する大切な役割を担っていますが，海馬硬化と呼ばれる硬く縮んだ状態の海馬では記憶の働きは失われており，

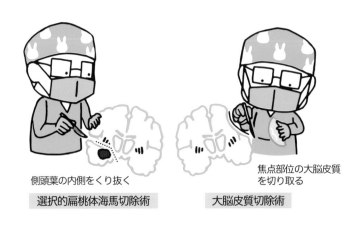

側頭葉の内側をくり抜く
選択的扁桃体海馬切除術

焦点部位の大脳皮質を切り取る
大脳皮質切除術

その代わりに反対側の海馬が働いていることが多いようです．したがって，硬化した海馬を含む側頭葉の手術を行っても，記憶への影響はあまりみられません．

また，側頭葉の手術では，物のみえる範囲が，両眼とも，手術した反対側の上隅で少し狭くなることがあります．この合併症は，自覚されることはなく，日常生活の妨げにはなりません．

内側側頭葉てんかん以外の焦点てんかんに対する根治手術

皮質形成異常，良性脳腫瘍，外傷，血管障害，脳炎など，様々な病変によって生じた焦点てんかんが，切除手術の対象となります．このようなてんかんに対しては，発作の原因である病変を含めた領域の切除手術が行われます．発作の原因となる領域が広い場合には多脳葉の離断術，片側の大脳半球全体が発作の原因である場合には，大脳半球離断術が行われます．

手術する部位は，術前検査で詳しく調べられます．この際，大切な手がかりとなるのは，MRIでみることのできる病変です．MRIで病変を確認でき，発作の症状，脳波，脳磁図，SPECT，PETなどから予想される発作の焦点も病変と重なっていれば，その病変を取り除くことにより，発作が止まる可能性は60～80％以上に達します．皮質形成異常はMRIで一見わかりにくいことも多いので，画像を詳細に検討することが重要です．発作時の脳血流検査（SPECT）も発作が起こっている部位を推定するのに役に立つことがあります．MRIで病変がみつからない方では，多くの場合，切除手術に進むには脳の表面や脳の内部に脳波電極を埋め込んで発作の出現する場所を調べることが必要となりますが，手術で発作が止まる可能性は50％程度にとどまります．

合併症のおそれは手術の部位によって様々ですが，その可能性は術前検査や手術方法の進歩によって，少ないものになってきています．手術の前にはPETや神経心理検査なども行って，脳が働いている領域と，働きが低下している領域をよく見極めたうえで切り取る範囲を決めることが大切です．大脳半球離断術などでは，手術する側の脳の反対側の手足の麻痺が悪化することがあります．手術のメリット，デメリットについて主治医とよく話し合って理解することが大切です．

脳梁離断術

外傷の危険が絶えない転倒する発作を薬でコントロールできない場合には，左右の大脳半球を連絡する神経線維の集まりである脳梁の離断術が適応となることがあります．脳梁離断術により発作の完全な消失は期待できませんが，転倒する発作の消失あるいは激減が期待できます．

脳梁離断術

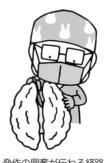

発作の興奮が伝わる経路
を切り離す

　根治手術の対象とはならないものの，日常生活を妨げる発作を薬でコントロールできない患者さんに対して，迷走神経刺激療法が検討されます．心臓のペースメーカーに似た装置を，左側の胸に埋め込み，首のなかを通る迷走神経を電気刺激する治療法です．刺激は決められたパターンに従い，毎日の生活のなかで繰り返されます．てんかん発作の際には心拍数が増加することが多いのですが，この心拍数の増加を検出して刺激するモードもあります．迷走神経刺激により，脳の異常な興奮が鎮まり，発作を軽くすることができると考えられています．治療を受けた患者さんの半数強で発作の数が半分以下に減少します．脳を直接触らない治療法ですが，刺激装置を長い間，体内に埋め込むことになります．

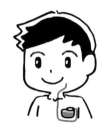

迷走神経刺激

ジェネレーターを体内に
埋め込む

[臼井 直敬]

てんかん**Q & A.18**

 Q 外科治療を受けるにあたって注意することはありますか？

A
　外科治療を受けるにあたっては，その意義をよく理解しておくことが必要です．外科治療の対象となるのは，難治性てんかんの患者さんです．「難治性」とは，薬で発作がおさまらない，あるいは，副作用のために有効な薬を内服できない状態を指し，てんかん患者さんの20〜30％の方がこのような状態にあるといわれています．しかし，その一方で，このなかに外科治療の適応がある方が含まれています．
　てんかんの外科治療は，発作を止めることだけではなく，生活の質の向上を目的としています．そのためには，手術後の生活への期待についても家族といっしょに主治医とよく話し合い，共通した理解を深めることが重要です．
　外科治療を考える条件をまとめると，
　・てんかんの正しい診断がなされている．
　・薬剤抵抗性である（抗てんかん薬で発作が止まらない）．
　・発作により生活に支障をきたしている．
　・発作が止まることで，生活の質の改善が期待される．
　・手術による機能障害（運動麻痺など）を最小限にとどめることができる．
　・患者さんや家族が手術の意義をよく理解している．
　などがあげられます．ただし，小児では発作が発達に及ぼす影響などを考慮に入れ，より早期の手術を検討すべきであり，上記の限りではありません．
　手術により発作が止まる可能性は，てんかんの種類によって異なります．高い治

療効果が期待できるのは，海馬硬化を伴う内側側頭葉てんかんです．手術を受けた患者さんの約80％で，生活に支障をきたすような発作は消失します．また，MRIで脳の一部に病変を認め，そこから発作が起こる患者さんでも，手術をすれば60〜80％以上で発作が消失します．一方，様々な検査の結果，脳のある部分から発作が起こっていると診断できても，MRIで発作の原因となる病変がみられない場合には手術成績は思わしくなく，発作消失率は50％程度にとどまります．

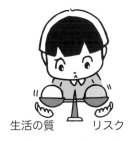

生活の質　　リスク

生活の質とリスクのバランスを考えることが，外科治療では大切です．

　手術により発作が止まっても，術後2年間ほどは，手術前と同様の薬物治療を続けます．その間に発作がなかった場合には，薬の減量を試みることがあります．減薬により発作が再発する場合もありますので，実際には，生活の状況（仕事，車の運転，結婚，妊娠など）を考慮に入れて，主治医とよく話し合ったうえで，減薬を始めるかどうかを決めることになります．

[近藤 聡彦]

14 外科治療後の薬物治療

手術後，薬は不要になるか

　てんかんの手術をすれば，手術後すぐに薬を飲まなくてもよくなるのではないか，と考える方もいるかもしれません．しかし，手術後間もない時期に薬を自己判断で減らしたりやめたりすると，多くの場合発作が出現します．これは，手術後にも何らかのてんかん焦点が取り除かれずに残っているためと思われます．たとえば，脳の機能的に重要な場所（感覚・運動野や言語野など）に近いところはてんかん焦点であっても残さざるを得ない場合があります．また，側頭葉てんかんでは，てんかん焦点が左右の側頭葉にまたがっていることが少なくありません．てんかん外科治療後1〜2年間は，手術前に飲んでいた薬を引き続き服用します．手術直後には残っていたてんかん焦点もだんだん力を失って消滅していくことが期待されます．

　なお，手術の前には，治りにくい発作の治療のために多くの種類の薬を飲んでいる患者さんが少なくありませんが，もし可能であれば，手術前に薬の種類を整理できるとよいでしょう．

薬の減量は慎重に

　手術後の経過をみて，発作が起きなければ，脳波所見なども参考にしつつ手術後1年後あるいは2年後から薬の減量を試みます．患者さんによっては，生活・就労状況なども考慮し，薬を減量せずに継続することもあります．薬を減量する場合，急激に薬を減らすと発作が起きやすいので，少しずつ減らしていきます．減量中も定期的に薬の血中濃度測定や，脳波検査を行います．

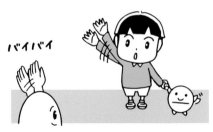

薬の減量・中止は慎重に少しずつ行っていきます．

　無事に薬の中止にいたる方もいますが，薬の減量途中や中止後に発作が出現する場合も少なからずあり，再発率は約3〜4割ともいわれています．発作が出現するときは大発作となることもあり，薬の減量中止にあたっては十分な注意が必要です．てんかんの発病から手術までの期間が長い，既往に全身けいれんが多くみられた，手術後の脳波でてんかん波が頻発している，などの要因がこのような再発に関連しているとも考えられています．発作が再発しても，ほとんどの場合，薬をもとの量に戻すことにより再び発作はコントロールされるようになります．

　実際に薬の減量・中止を試みるかどうかについては，薬を減らすことによるメリットと，発作再発の危険性を理解し，仕事をしているか，車の運転をしているか，結婚，妊娠など，自分の状況をよく考え，主治医とよく話し合って納得したうえで行うべきです．患者さんによっては，薬を継続したほうが安全な場合も少なからずあるものと思われます．

外科治療のあり方

　てんかんの外科治療の目的は発作のコントロールとそれに伴う生活の質の改善であり，薬の中止が主目的ではありません．手術によって発作が起こらなくなり，最終的に薬も飲む必要もなくなるのがもっとも望ましい状態であることはもちろんですが，現実には薬の減量や中止が困難な場合は決して少なくありません．薬でコントロールが困難であった発作が，てんかんの手術によって薬の服用でコントロールできるようになれば，手術は成功であったといえるでしょう．

［臼井　直敬］

　手術による治療が可能と診断されたとき，患者・家族は期待と同じだけ不安も抱えています．発作が止まれば生活がよい方向に変わる，苦しみから解放されるといった期待から，痛みはどのくらいか，後遺症は残らないのか，費用はどのくらいかかるのか，など不安の内容は様々です．また，手術後においては，手術によって発作が消失したことで，生活がこれまでと大きく変わってしまい心のバランスを保てないこともあるかもしれません．手術前にできるだけ不安を解消できるよう，医師だけではなく看護師，臨床心理士，リハビリ療法士，ソーシャルワー

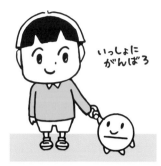

いっしょに
がんばろ

手術後に発作が止まっていても
しばらくは薬は飲み続けます．

カーなどのメディカルスタッフとの協働・支援がとても大切です．そのなかでもっとも重要であるのは，患者自身が病気や手術についてよく理解し，考え，自らの意思で手術を受けることを決定することです．手術は治療のゴールではありません．その先にある夢や目標を叶えるために手術に臨み，発作から解放され自身の足で夢や目標に向かって歩み始めることが治療の真の目標であり，ひいては患者・家族の生活の質の向上にもつながっていくのです．家族や周囲も患者自身の不安や葛藤をよく理解し，患者の意思決定を尊重し，支えることが大切です．

　手術後は，まず身体を回復させることを一番に考えます．退院後も，入院前の生活を取り戻すまでは，リハビリテーションの時期と考え，激しい運動や遠距離の旅行は避け，規則正しい生活を心がけます．頭痛が続いたり，傷がズキズキし赤く腫れたりなど普段と違う症状が現れたとき，気分が落ち込んだりイライラするなど精神的に落ち着かないときは，早めに病院を受診します．

　仕事や登園・登校に関しては，医師と相談しながら再開時期を決めます．その際，注意事項をよく訊き，職場や園・学校に手術後であることを知らせるとともに，周囲の理解と協力を得ることが必要です．

　薬は，手術後に発作が止まっても当分のあいだ飲み続ける必要があります．勝手に薬を減らしたり，やめてしまうと発作が再び起こる危険があります．医師の指示に従って，手術後も正しく服薬することが大切です．

　車は，発作が約2年間止まっていれば運転することができますが，医師の診断書が必要です．

自分のペースでゆっくり歩き出
せばよいのです．

　小児の手術では，発作が止まることで運動・精神発達の改善が促されますが，急に変わっていくわけではありません．手術後も長い目で周囲が支えていくことが大事であり，家族も焦ってはいけません．

手術後に適切な支援を受けるために，手術前に不安や葛藤を医療者や家族に知ってもらったことや，夢や目標をもって手術に臨んだことが，ここで役立ちます．手術後の経過に合わせて，悩みや問題をいっしょに解決しながら，患者自身が目指す夢や目標に近づけるように医師やメディカルスタッフとが協働し支援していきます．

手術後に発作が再発してしまった場合は，今後の方針について医師とよく話し合いましょう．決して悲観することはありません．

手術後，様々な準備をしていても，発作がなくなったことで今までの生活と大きく変わり，戸惑うこともあるでしょう．少し無理をしてしまう誘惑に駆られることもあるかもしれません．手術後に心身ともに安定するのには1〜2年かかります．これまで，発作があるためにできなかったことが，手術によって発作から解放されることでできるようになることが期待できます．人生も大きく変わるかもしれません．しかし，だからといって焦る必要はなく，本人のペースで歩みを進め，周囲もその過程をよく理解して支えることが大切です．

[原　稔枝]

16 食事療法

抗てんかん薬を多剤併用しても抑制困難な難治性のてんかん発作に対して考慮される治療のひとつに「てんかん食（ケトン食・修正アトキンス食）療法」があります．ミオクロニー発作や脱力発作などの難治性発作を抑制する効果のほか，発達や精神面の改善効果がみられることもあります．

適応年齢は5歳以下が多いですが，成人の方への施行例もあります．

てんかん食（ケトン食）の仕組みと特徴

通常，ヒトは日常生活を営むうえで必要なエネルギーを得るのに糖質を利用します．そのためご飯やパンなど炭水化物中心の食事を摂ります．

この炭水化物の量が極端に少なくなると，脂肪を分解してエネルギーを獲得するようになります．このときに発生する脂肪の「燃えカス」がケトン体です．ケトン体とは，①アセト酢酸，②β-ヒドロキシ酪酸，③アセトンの総称で，このうち主にβ-ヒドロキシ酪酸がけいれん抑制に関係しているのではないかといわれています．

したがって，ケトン体を体内で発生させるために高脂肪・低糖質の食事とすることがケトン食最大の特徴であるといえます．一日のエネルギーは年齢相当の必要量〜その80％程度とし，三大栄養素（蛋白質・脂質・糖質）の量はケトン比［K＝向ケトン物質，AK＝反ケトン物質とし，Woodyattの式より，K＝0.9F＋0.46P，AK＝C＋0.1F＋0.58P（P：蛋白質，F：脂質，C：糖質）で算出．ケトン比＝K：AKで表されます］により決定します．ケトン比が2：1以上でケトン体が発生します．

ケトン食の実際

　従来のケトン食は数日間の絶食期間ののちに開始していましたが，近年では絶食期間を設けずケトン比＝1：1から開始し，3〜5日かけて徐々にケトン比を上げていく方法で実施することも多くなっています．数週間継続したあとに効果ありと判定された場合は，さらに2年間を目標に継続します．この治療期間中は身長や体重，血液検査値などを常に把握し，必要に応じて主治医指示のもと栄養量を変更します．

　また，普段ミルクのみの幼児や経管栄養剤を摂取している方には「ケトンフォーミュラ（株式会社明治）」（主治医の指示・管理のもとで特殊ミルクとして入手可能）を使用します．

　ケトン食療法中においては，指示量以上の糖質がケトン食の効果を消してしまう可能性もあるため，市販されている食品中の糖質量に注意するのはもちろん，処方される薬剤中の糖質量にも気をつけなければなりません．

副作用は？

　下痢症や便秘，嘔吐などの胃腸・消化器系の副作用のほか，低血糖，腎・尿管結石などが懸念されますので，定期的に血液・尿検査などを受けることが必要です．食事療法の特徴として摂取栄養素に偏りが多く出てしまいますので，成長曲線や骨密度などの評価・検査も必要に応じて検討します．

「修正アトキンス食」とは

　ケトン食療法と同じく，発作抑制が期待できる食事療法としてあげられるのが「修正アトキンス食療法」です．高脂肪・低糖質食でケトン体を産出するという点ではケトン食と同じですが，一日あたりの糖質量が10〜20g程度という制限があるだけで，エネルギーやタンパク質などは制限がないため導入・継続しやすい食事療法といえます．現在成人の方での実施が多くみられる食事療法になります．

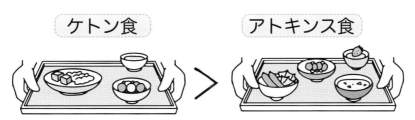

高脂肪，低糖質の食事

ケトン食　　　アトキンス食

エネルギーやタンパク質の制限もある　　　エネルギーやタンパク質の制限がない

［飛野　矢］

第6章

通院と入院

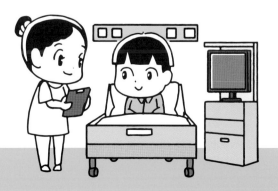

1 通院での治療

　てんかんの治療は原則として外来で行われます．発作に合った薬をみつけ出す以外に，発作を起こさないための生活習慣の工夫や飲み忘れのない服薬方法の工夫，飲み忘れたり体調に変化を感じたときの対処方法などの知識を身につける必要があります．

　また，外来では発作のことだけでなく，子どもであれば成長，発達，進路など，成人なら運転免許をはじめとした資格，就職，結婚，出産などに関して相談することになります．

どれくらいの頻度で通ったらよいでしょう？

　決まった頻度はありません．治療の状況により受診間隔を調整します．治療開始後間もない時期や，副作用の出現，発作の悪化などで抗てんかん薬を積極的に調整している時期には通院間隔を短くし，薬の変更と発作や副作用との関連を的確に判断し，遅滞なく調整を進める必要があります．一般には1～2週間程度の通院間隔を見込みます．

　症状が落ち着いてきたら，長期にわたる通院の負担を軽減するためにも，通院間隔を広げていくのが一般的です．発作抑制期間や発作の安定度によりますが，発作が数年以上抑制されていて医師が安全と判断した場合，最大3ヵ月まで処方を延ばすことが多いようです．

代理の通院でもよいでしょうか？

　日本てんかん協会の調査では，患者さんが感じている副作用や心のケアに関する悩みの半分も，担当医に伝わっていませんでした．その理由として，2/3の医師が診察時間が足りないことをあげ，1/3の医師が代理の方の診察が多いことをあげていました．医師は，診察室に入って来るときの患者さんの歩き方や顔色，話し方や雰囲気などから様々な情報を感じ取っています．

　仕事や学校の関係で代理の方が受診する際には，ご本人の発作以外の状況がわかるように，メモや発作表などを活用するとよいでしょう．

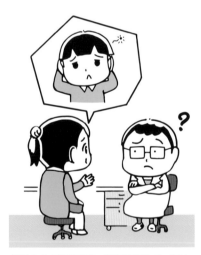

代理の方では医師に情報が伝わりづらいこともあります．

動画の活用

　一人の患者さんに一見数多くの発作があるようにみえても，医学的に整理すればいくつかの発作型に分けられます．初診時に十分な情報がなく確実な診断が困難な場合でも，携帯電話などを使って発作を動画で記録しておくと診断に大変役立ちます．診断が決まっている方

でも診断の見直し確定のため試みる価値があります.

発作表の活用

発作表からは，発作の起こりやすい時間や状況，薬の変更と発作の対応などが一目でわかり，的確な治療方針につながります.

どんな検査をしますか？

抗てんかん薬の調整中には，血中濃度の測定や副作用をチェックするための血液検査を頻回に行います. 安定期でも最低半年から1年に1回は血液検査を行います.

初診時に所見のなかった人でも，CT（できたらMRIが好ましい）は3～5年に1回程度実施しておくと安心です. 初期には画像でみえなかった腫瘍などの病変が明らかになることがあります.

慢性期でも積極的な治療を

とくに発作の止まっている方は，日々発作抑制期間の新記録を更新し続けているわけで，それがいずれ運転免許や各種資格の取得，就職などにつながるのです. 慢性期といえども積極的治療期と考えて治療を継続することが重要です.

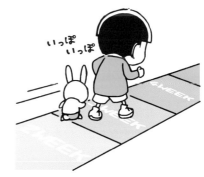

いっぽ
いっぽ

発作抑制期間を更新し続ければ，それがいずれは自分の夢につながるでしょう.

[久保田 英幹]

てんかん Q & A.19

Q 忙しい担当医に病気や薬のことをうまく聞くにはどうすればよいですか？

A　限られた診療時間のなかでも，担当医に心配なことを相談し，解決につながる説明を受け，十分に理解し，安心して診療を終えたいものです. 医師が必要としている情報は何だろう？ 困っていることは何だろう？ 受診する前に整理しておきましょう.

発作について

発作の症状をできるだけ詳しく伝えることが重要です. 診察室で担当医が発作を

目撃することはまれなので，本人はもとより，発作を目のあたりにした家族あるいは友人や職場・学校の方の情報が第一です．発作を目の前にして冷静に観察するのは難しいですが，「いつ」「何をしていたとき」「どこで」「身体のどこが（顔や腕など），身体のどの部分から（指先からなど）どのように（顔が左に，右手がふるえるようになど）」「どのくらいの時間」などのポイントについて，ありのままに伝えましょう．手の位置や動き方など表現が難しいときは，実際に真似ができるようにしておくとよいでしょう．もし何度も起きるようであれば，携帯電話などで録画をしておくととても役立ちます．

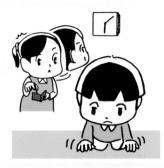

発作の症状をできるだけ詳しく記録しておきましょう．

　はじめて受診される場合には，発作のことだけではなく，これまでの病気の経過や家族のこと，発達のことなどいろいろと聞かれます．母子手帳やお薬手帳をはじめ，手許にある資料をすべて持っていきましょう．

通院中の経過について

　発作のタイプが一定であれば，担当医と相談して記号化し，発作表（第3章の図3）に記入するようにします（たとえば，□：全身が強直する発作，○：ボーとする発作，△：倒れる発作など）．

　経過が一目でわかり，外来で発作表を担当医にみせるだけで経過が伝わります．発作表に現在内服している薬を記入してもよいでしょう．

　病気の経過はとても大切な情報です．大切に保存しましょう．

困っていることを明確に

　発作であるいは発作以外で困っていることを明確にしておきましょう．メモをしておくと，時間をかけずに説明ができます．薬の副作用や，日常生活，社会生活で困っていること，医療費や制度の利用などについても遠慮せずに聞くようにしましょう．

　具体的に困っていることを整理しづらい場合，静岡てんかん・神経医療センターが運営しているてんかん情報センター[1]にある発作ノートを利用するのもひとつの方法です．

文　献
1）てんかん情報センターホームページ：https://shizuokamind.hosp.go.jp/epilepsy-info/news/n2-10/（2021/03）

[杉山　実貴]

2 入院での治療

入院による検査

　検査はてんかんの診断，治療方針の決定，治療効果の判定に欠かせないものです．外来でも通常の脳波検査や CT, MRI などの画像検査が可能ですが，より正確な診断や評価のために入院での検査を勧められることがあります．

　発作を実際に観察し，そのときの脳波（発作時脳波）を確認しないと正確な診断がつけられないことがあります．この場合，入院して長時間脳波ビデオ同時記録検査を行い，発作時の様子と脳波を記録して評価します．通常の脳波では異常がないけれどてんかん発作が強く疑われる場合や，逆にてんかん発作ではないと思われる場合の診断に非常に有用です．さらに，外科治療を検討する場合には発作時の脳波・ビデオ記録は必要不可欠です．

　外来では困難でも入院なら検査ができる場合もあります．たとえば，画像検査中に動いてしまいがちな小児では，正確な結果を得るために，鎮静薬で眠った状態で検査を行う必要があります．入院のうえ，余裕をもって行うのがより安全です．

入院による治療

　発作抑制がうまくいかないとき，どうしても薬の種類や量が多くなっていきます．ときに多剤のためにかえって発作が増えてしまっていることもあり，副作用の面からも本当に必要な少数の薬に絞り込むことはとても大事です．しかし，薬の減量や中止に伴う発作増悪のリスクを考えると外来ではなかなか減らしにくいときもあります．このような場合，入院し

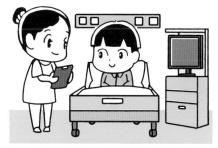

入院なら外来よりも薬剤調整や副作用への対処が早く行えます．

て十分な観察のもとで薬を減量・中止していくほうが安心で安全です．また，発作が多くて困っている場合，入院なら外来よりも早く薬剤調節ができ，副作用への対処も早く行えます．緊急に薬を変更したい場合も同様です．そのほか，ケトン食治療の導入や免疫低下・易感染性を起こしうる治療（ステロイド，ACTH）に際しては入院が原則必要となる施設がほとんどです．外科治療で入院が必要なことはいうまでもありません．

入院によるそのほかのメリット

　てんかん発作の予防には規則正しい生活や服薬の習慣が大切です．入院生活を送るなかで，その大切さを再認識し習慣化しやすくなります．また，てんかん治療をしながら幼児は療育活動，小中学生は院内学級に通い，成人は作業療法などを行うことで，退院後によりよい生

活を送るための準備もできます．そのほか，説明を十分に受けられる利点や，病気について学んだり，いろいろな人間関係を経験したり，コミュニケーション力の向上なども入院に伴う副次的な利点です．

　入院期間が週～月単位と長くなることもありますが，発作コントロールへの近道となり得ます．入院のタイミングについては主治医の先生とよく相談してみてください．

[池田 浩子]

3　医療費の助成

　てんかんは慢性疾患ですので，長期間にわたり服薬する場合が多く，定期的な外来受診が必要となります．また，人によっては，入院治療や手術が必要になることもあります．その際，経済的な負担を軽減し，治療の継続を保障するために，各種制度を利用することができます．

助成制度の種類（表1）

表1．助成制度の種類

制度名	内　容	対象者	申請窓口	備　考
自立支援医療	外来医療費の自己負担が原則1割になる	てんかんなどで通院治療している人	市区町村役場担当課	1年毎に更新．所得に応じ自己負担上限有
小児慢性特定疾病医療費助成	小児の特定の疾患について医療費の自己負担が原則として2割になる	ウエスト症候群，結節性硬化症，レノックス・ガストー症候群，乳児重症ミオクロニー（ドラベ症候群）など	保健所など	所得および重症度に応じて自己負担上限額が決まる
難病医療費助成（特定医療費助成）	特定の疾病について医療費の自己負担が原則として2割になる	CSWS，レノックス・ガストー症候群，ラスムッセン脳炎，神経細胞移動異常症，GLUT1欠損症など	保健所など	所得および重症度に応じて自己負担上限額が決まる
高額療養費	1ヵ月の医療費が自己負担限度額を超えた分の払い戻しを受けられる．入院の場合は「限度額適用認定証」の申請をすることで，自己負担限度額までの支払いとなる	健康保険加入者	保険証発行元	保険証適用分が対象手術や長期入院などに有効
乳幼児医療費助成	乳幼児の医療費の自己負担全額または一部を助成	市町村により対象年齢が異なる	市区町村役場担当課	市町村により助成内容が異なる
重度障害児(者)医療費助成	重度の障害がある方の医療費の自己負担の全額または一部を助成	市町村により条件が異なる	市区町村役場担当課	市町村により助成内容が異なる

医療費助成制度は，大きく分けて，①診断名（てんかん）によって利用できる制度，②診断名に限らず，年齢や支払金額など条件に該当すれば利用できる制度，③障害状態が一定の条件に該当していれば利用できる制度があります．①には自立支援医療と小児慢性特定疾病医療費助成と難病医療費助成があります．②には高額療養費医療費助成と乳幼児医療費助成があります．③には重度障害児（者）医療費助成があります．そのほかにも，ひとり親家庭等医療費助成制度，生活保護（医療扶助），医療費控除などがあり，市区町村によって独自に医療費助成制度が設けられている場合もあります．

上手な制度の利用方法

　このように制度は複数あり，対象も内容も異なりますので，各制度の特徴を正しく理解する必要があります．自分に合った制度を組み合わせて利用します．制度が改定されることがありますので注意してください．

　有効に利用するポイントとして，日頃からアンテナを広げて，自治体の制度の整備状況を把握しておくことが必要です．適用できる制度がいくつかある場合には，優先順位，償還払い（立て替え）かどうか，利用できる医療機関に限定はあるのかなどを調べておくとよいでしょう．

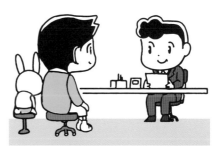

まずは市区町村の担当窓口やソーシャルワーカーに相談してみましょう．

　いずれにしても，これらの制度は申請しなければ利用できませんので，困っていることを市区町村の担当窓口や医療機関のソーシャルワーカーなどに相談することをお勧めします．

[堀 友輔]

第7章

てんかんと発達

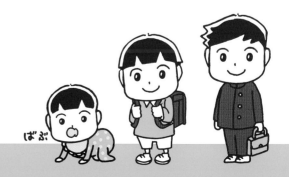

1 てんかんと運動発達

子どもの身体の発達

子どもの身体の発達は連続した現象であり一定の順序で進みます．その速度は遅速があり臨界期があります．また，基本的な方向があり頭—尾，近—遠，粗—微へ進みます．感覚（視覚，聴覚，味覚，嗅覚，触覚）は新生児から機能しており，お母さんとのふれあいを通して母子相互作用を形成し身体的な発達のみならず心理面での発達も促します．

子どもの運動発達

子どもの運動発達は，新生児期では原始的な行動や反射が基盤であり，大脳皮質の発達に伴い柔軟で適応的な行動に統合されていきます．たとえば，お母さんの顔を見つめたりオモチャを目で追うことで首がすわり，オモチャに手を伸ばそうとすることで寝返りが始まります．運動機能単独で発達していくのではなく，認知面や情緒面の発達と密接にかかわりながらその機能が広がっていきます．

てんかんと運動障害

筋肉に力が入りにくく身体を支えづらい，逆に筋肉が突っ張ってしまい思い通りに動かすことができない，身体がふらふらしやすいなどの症状があると，運動の獲得が困難になります．さらに症状が重くなると呼吸障害や，背骨が弯曲する変形につながる可能性もあります．脳の器質的な病変，発作，薬の副作用などがこの原因になることがあります．また，歩けるが応用動作がぎこちない，あるいは手先の不器用さ（発達性協調運動障害）があり日常生活に困難を生じることもあります．一方，発作や薬の副作用による眠気やだるさで運動の意欲が低下したり，発作があることで運動や動く場面を制限されると，必要な経験をする機会が減り，体力・持久力がつきにくく，肥満の原因になることもあります．運動制限は，倒れるような発作がある方や，運動や体温の上昇が発作の原因になる方に多くみられます．

リハビリテーション

粗大運動の発達のために反射運動の形成，抑制，筋力の発達，平衡感覚の発達を促していきます．運動発達は同じ順序をたどりますが，獲得時期には個人差があるので，それを念頭に置き評価がなされます．運動面だけを切り離して評価するのではなく，「子育ての一部」として，患者さん本人・家族と共通した目標をもって取り組むこ

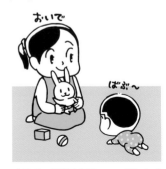

オモチャや遊具を使って，楽しんでもらえるようにかかわりましょう．

とが大切です．発作の状況，薬の増減による症状に合わせて，家族との日常生活や今後の発達を考慮し，目標を設定して治療が開始されます．オモチャや遊具を使って，楽しみながら意欲を引き出し，自発的な運動を促していくプログラムが立てられます．また，治療のなかで，日常生活でも家族といっしょに負担なく行える方法も提案されます．より包括的に治療が行えるよう，医師，看護師，ソーシャルワーカーなどと連携を取りながら治療は進められます．

手術後のリハビリテーション

てんかん手術に際しては，術前の運動機能の評価に基づき，術後早期よりリハビリテーションを開始することが大切です．手術部位によって術後の症状は様々です．術後の安静時の体力・機能の低下を最小限にとどめ，ベッドサイドから実施されます．術後，発作や薬が減少することで，身体が活動しやすい状態になり，運動面が大きく発達することがみられます．この評価を適切に行い，発達を促進させることが必要です．術前より発作が減少する一方，機能が低下することもあり，機能面だけではなく環境面にアプローチすることで日常生活の質を保つことも必要となります．

[平松 文仁]

2 てんかんと言語発達

言語と行動

普段私たちは，言葉とともに，指差しや表情，身振りなどを用いてコミュニケーションを図っています．言葉以外の手段を獲得していくことも言葉の発達には重要であり，両者は互いに補い合っています．

てんかんのある子どもの家族から多く聞かれることには，「言葉の遅れがある」，「話せない」，「理解ができていない」，「単語しか言えない」，「質問をオウム返しする」などの言語面の問題と，「友達と遊べない」，「落ち着きがない」，「他人に無関心である」などの行動面の問題があります．

言葉の遅れをもたらす要因には，「聴こえの問題」，「自閉スペクトラム症」，「知的発達の遅れ」，「口唇・顎・舌などの運動障害」などがあります．

言語訓練の進め方

同年齢の子どもに比べて言語の理解や表現が遅れている場合には言語訓練を行います．まず言語症状や全般的発達の状態につき検査や問診により情報を得て，コミュニケーションの何が問題となっているかを明確にしていきます．それに基づき訓練目標・計画を立てていきます．てんかんのある子どもの場合は，発作の大きさや回数により言語発達に影響が出るこ

とがあります．また，抗てんかん薬の副作用で眠気や落ち着きがなくなるなどの症状が一時的に現れることもあります．しかし，発作が抑制されれば言語発達の伸びを期待することができます．

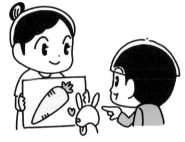

言語訓練

言語の理解や表現が遅れている場合は言語訓練を行います．

周囲のサポートも大切

言語訓練の場面だけではなく，子どもを取り巻く人々（家族，保育士，教師など）との連携，環境調整（家庭，保育園・幼稚園，学校など）を行うことも大切です．家族と相談しながら，子どもの日常生活に活かせるような支援を行っていきます．

言葉は，多くの側面が互いに影響し合って発達していきます．年齢や言葉の数だけに捉われることなく，子どもの発達全体をみるようにしたいものです．それぞれの子どもに対して適切な時期に必要な援助を行うことが肝要です．

[漆畑 暁子]

3 てんかんと精神発達

精神発達に影響する要因

てんかんのある小児の精神発達をみる場合，てんかん病態が精神発達に及ぼす影響と，神経発達症（発達障害）が併存している可能性の両方から考える必要があります．

前者には，発作や発作波の影響，抗てんかん薬の影響，てんかんがあることによってもたらされる心理社会的な要因など，多くの要素が関与しています．後者においては，自閉スペクトラム症（ASD），注意欠如・多動症（ADHD），限局性学習症（SLD）などの神経発達症が併存していることがあり，これらはいずれも精神発達に独特の偏りが認められ，その偏りが大きいことにより日常生活に支障をきたしてしまいます．実際には，てんかんを持つ小児においては，その両方が影響していることが少なくありません．

神経発達症

・自閉スペクトラム症（ASD）
・注意欠如・多動症（ADHD）
・限局性学習症（SLD）

精神発達にはてんかんと神経発達症の両方が影響する場合があります．

また，背景に染色体や遺伝子の異常，神経系の異常，代謝異常，周産期に関連した異常など，何らかの基礎疾患が存在していることもあります．その場合には，基礎疾患に対する治療が可能であれば，精神発達に対しても効果が期待できるため，医学的な原因検索を行っておく必要があります．

医学的治療

　てんかんとの関連性が考えられる場合には，まずは発作に対する治療を十分に行うことが重要です．薬剤の選択に関しては，できるだけ認知機能に影響を及ぼしにくい抗てんかん薬を優先的に使用します．神経発達症の併存が疑われる場合には，患者さんの生育歴や家庭・学校での様子などをもとにして，医学的な評価を行う必要があります．そして，周囲の人がその患者さんが持つ発達特性を理解し，個々の特性に応じた環境調整を行うことも大切です．また，注意欠如・多動症に対しては，メチルフェニデート（コンサータ）やアトモキセチン（ストラテラ），グアンファシン（インチュニブ）などによる薬物治療が非常に有効な場合があります．メチルフェニデートはてんかん発作に対する影響について心配されていましたが，発作に対する治療が十分に行われている場合には安心して使用できると考えられています．

療　育

　精神発達に問題があるとき，原因にかかわらず，療育機関を利用する場合があります．療育機関にかかることは，患者さんの心身の発達を促すだけではなく，家族が日常生活で困っていることを相談できるよい機会にもなります．また，同じ境遇の友達やその家族と出会えることも大きな利点のひとつです．

　精神発達のスピードやその方向性は一人ひとり異なります．しかし，てんかんがあることと精神発達の問題が重なったとき，家族は非常に不安に感じ，焦ってしまうことがあります．そのような状況においては，医療，学校，療育，地域の福祉関係者など，少しでも多くの機関が連携を取り合って，患者さんとその家族を支えていくことが大切です．

[木村 記子]

第8章

てんかんと保育・教育

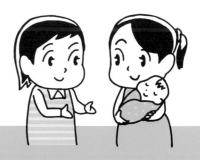

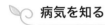

1　てんかんのある子どもの「子育て」

病気を知る

てんかんという病気にはいろいろな種類があります．子どもの病名や発作のタイプ，さらに飲んでいる薬とその副作用はできるだけ理解しておきましょう．また，発作時の対処のしかたや発作後の活動の再開のしかたは発作の状況によって変わります．このような情報は，幼稚園や保育所，学校の先生に伝えて理解してもらうことが必要です．正しい知識を持ち，必要以上に制限することなく，楽しい生活を送るようにしましょう．

規則正しい生活

子どもの発達に欠かせないこととして，「規則正しい生活」があります．元気に活動することで体力がつきますし，日中の活発な活動が夜間の良質な眠りにつながります．てんかんの治療では，薬の副作用で眠気が出ることも多いですが，日中寝てばかりいると生活リズムが崩れるばかりか，子どもが本来行う活動も経験できなくなってしまいます．本人の体調を考慮しつつ，できるだけメリハリをつけ，それぞれの年齢で経験するべき遊びや活動に参加できるように配慮してあげてください．うまく生活が整わないときには，主治医とよく相談することも大切です．また，薬を飲む時間を生活の流れに組み込むと，飲み忘れを防止することにつながります．服薬も生活の一部として習慣化し，楽しく元気に過ごしましょう．

豊かな生活経験

てんかん発作があっても，どの子も発達の道筋は変わりません．発作があるからといって行動を制限してしまうと，経験不足というだけではなく「できない子」という印象を本人が持ってしまい，自信をなくすことにもつながってしまいます．それよりも，いろいろなことに挑む姿を応援してあげてください．たとえば靴を履くことも，一人で少しでもやってみること，そしてそのがんばりを褒めてもらうことで達成感や自信につながります．また，まわりの大人と十分にかかわりを持つこと

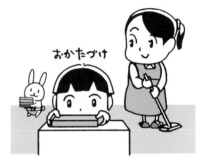

社会生活を送るために必要な経験をしっかりさせることが大切です．

で，子どもが自分の気持ちや考えを大人に伝えたり，相手からの言葉や気持ちを受け止められるようになります．発作があっても，本人の発達に合わせ，理解ができるところから，子どもがするべき経験をしっかりと積ませてあげてください．

子育ての環境を整える

　子どもたちは，お母さん（あるいは，主に子どもとかかわる人）に優しくかかわってもらうことで，いつも自分を守ってくれるという安心感や信頼感を持ちます．そして，それらを頼りに，難しいことやつらいことを乗り越えていきます．お母さんがどっしりと構えることで，子どもはのびのびと成長していくのです．お母さんは，一人ですべてのことをやろうと思わずに，お父さんや家族と些細なことでも相談したり分担し，ストレスをためないで子育てをしましょう．公的な支援なども上手に活用し，ゆっくりと安心して子育てができるような環境を整えていくことが大切です．

［藤森 潮美］

② てんかんのある子どもの保育

　乳幼児期は子どもにとって重要な発達時期であり，心身の成長や発達に向けて適切な保育を受けることはとても大切です．子どもがてんかんを持っていようともこの考え方は変わりません．しかし，実際に保育をしていくうえで少し配慮すべき点もあります．

子どもの病状や発作時の対応を知る

　発作の症状や対応は子どもによって様々です．まずは，子どもの今の発作の様子や発作時の対応をしっかり確認しておきましょう．発作があっても受傷などの危険はなく，園などでの生活には支障がない場合や，発作が落ち着けばその後は活動が継続できることなどもあります．また，発作や薬の影響で眠気や行動の変化がみられることもあります．園での過ごし方，環境などを考えることや子どもの日々の行動をみていくうえで，これらの情報を関係者が共有することが大切です．

子どもの発達を知り，かかわりを考える

　子どもはそれぞれのペースで成長発達していきます．それはてんかんを持つ子どもも同じです．ただ，子どもたちのなかには発達に遅れがみられたり，友達とのかかわりや集団行動などが苦手だったりすることがあります．一方で得意なことを思い切り楽しんだり，あることに興味を持って一生懸命取り組む姿もあるはずです．生活のなかで子どもが困っていることや気になる行動はないか，また上手にでき感心することなど褒めてあげることはないか，少しだけ気にする目をもって子どもの様子をみてみましょう．すると子どものよいところ，気になるところ様々なことに気づくかもしれません．この気づきこそ子どもにかかわるうえでの大切なヒントです．たとえ発達に遅れや苦手さがあっても，少しかかわり方を変えるだけで大きな成長につながることがあります．子どもの発達のステップを考えたかかわりや，

苦手さをサポートできるようなかかわりなど，まずは一人ひとりの子どもの発達を知り，それに合ったかかわりをしていくことがとても大切です．

保育環境や活動内容について

　保育場面において，発作による受傷など心配になることもあるかと思います．子どもの発達を理解し，必要に応じて環境を整えることで受傷の可能性や必要以上の制限を回避することができます．日常の生活はもちろん，保育園や通所施設などにおけるプールやお泊まり保育の行事など，どれも子どもにとって必要な経験です．発作があるからできない・やらせない，ではなく，発作の状況をしっかりと理解してリスクの有無を確認したうえで必要な対応を考えたり，主治医の意見を仰ぐなどしてより多くの経験ができるようにしてほしいと思います．

家族と保育園・通所施設などとのつながり

　保育園や通所施設は，子どもが様々な経験をし，発達していくうえで大切な場所となります．発達や病状など，子どもは日々変化します．家族と園が，しっかりとコミュニケーションをとり，子どもの病状や発達についての理解やかかわり方などについて共有することで子どもに必要な保育環境をつくることができます．また，うまくいったことや子どものよいあらわれなどを共有することでそれぞれの場面でのより深いかかわりへのヒントになることもあります．家族と園が，子どもの様子や思いを共感し，いっしょに考え，子どもにとってよりよい保育を目指していきましょう

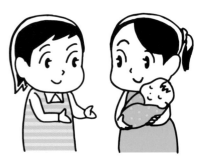

家族と園が情報を共有することが大切です．

[堀 麻由乃]

3　学校選び

　てんかんのある子どもが学校でほかの子どもと同じように勉強したり，友達とのかかわりを深めたりすることができるように，一人ひとりの子どもが学びやすい学校を選んでいくことが大切です．そのためには，てんかんの病状，子どもの学習能力，生活面や行動面の状況などを考慮しなければなりません．てんかん発作が抑制されていて，学習面や生活行動面に問題のない子どもの場合には，てんかんのない子どもたちと同じように通常の学校を選択します．学校生活のなかでてんかん発作が起きる場合や通常学級での学習や集団生活が困難な場合には，特別支援学級や特別支援学校を視野に入れて考えていくことが必要です．

特別支援学級と特別支援学校

1 特別支援学級

てんかん発作がみられても，小集団のなかで教師が発作への対応ができれば，ほかの子どもたちと同じように学習能力や社会性などを学ぶことができます．てんかんによる学校生活での問題がなくても，ほかの子どもに比べて学習能力や友達関係または着席行動などに問題がある場合には，小集団の子どもたちのなかで学習ができる特別支援学級に通うようにします．

2 特別支援学校

てんかん発作が頻繁に起きる子どもや発作による受傷の危険性が高い子どもでは，てんかんの病状を考慮した教育が行われる特別支援学校に通うようにします．特別支援学校には病気療養と並行して教育が受けられる病弱対象の特別支援学校，学習面の遅れや行動面の問題に合わせた教育が受けられる知的障害対象の特別支援学校，身体面の障害に合わせた教育が受けられる肢体不自由対象の特別支援学校などがあります．一人ひとりの子どもの能力や特性に合わせて適切な学校選択を行うことが大切です．

学校選択で悩む場合には

小学校への就学選択で悩んでいる場合には，通園している園の担任や園長先生に相談したうえで，市区町村の教育委員会で就学相談を受けて適切な就学選択を行います．すでに学校に通っている子どもが授業に参加できなくなっている場合には，保護者は担任を通して校長先生に相談したうえで，教育委員会で就学相談を受けて学校選択を行います．

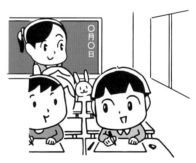

子どもが喜んで学べる学級や学校をみつけることが大切です．

教育環境を変更する際には，変更した学級や学校で子どもが体験できる肯定的な自尊感情（自分自身に対して感じる感情）を尊重しつつ，子どもが喜んで学べる学級や学校をみつけることが大切です．保護者が学校を変更することに悩んでいる場合には，変更する可能性のある学級や学校で体験入学を行い，保護者が子どもの学ぶ姿を確かめてみると選択しやすくなります．

[杉山　修]

てんかんQ&A.20

Q 病気のことを学校へどのように伝えればよいでしょうか？

A

保護者が抱える不安

てんかんという病気には，歴史的に差別や偏見といった心理社会的な問題が多くみられていました．てんかんのある子どもを持つ保護者も，ほかの子どもの保護者にもまだ誤解や偏見があり，病気や障害を否定的に捉えている場合が少なくありません．そのため，学校にてんかんと告げると水泳や体育，遠足などを制限されたり，学習がうまくできないことを病気のためといわれたりするのではないかと不安になることが多くみられます．これまでの調査では，約半数の保護者は学校に告げていないことがわかっています．学校生活で発作がみられる場合や発作が急に起きる可能性がある場合には，保護者は学校に子どもの病気について説明することが大切です．

学校側への伝え方

学校側（校長，教頭，学年主任，担任，特別支援教育コーディネーター，養護教諭など）と保護者との間で，てんかん発作の症状や学校生活で想定される危険，緊急時の家庭との連絡方法，受傷を防ぐための学校生活での制限内容などについて話し合うことが必要です．てんかん発作の症状，発作の頻度，好発時間帯（発作が多くみられる時間帯），発作の誘因の有無，抗てんかん薬の種類と服用量，服薬時間帯，治療状況などの内容を説明します．学校は，守秘義務を十分考慮したうえで学校全体として情報を共有します．その際には，子どもの病気にだけ捉われずに全人的に理解するように努めることが大切です．

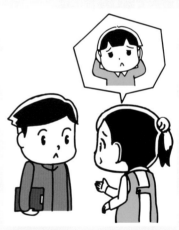

発作が急に起こる場合には学校に病気のことを説明しておくことが大切です．

教師の役割：ほかの子どもたちとその保護者への告知

授業場面で発作がみられる場合や発作による受傷の危険が高い場合には，保護者は担任にクラスのなかで，子どもたちの年齢や発達段階に合わせて，病状を説明し

てもらうように依頼することが必要です．担任がほかの子どもたちに病状を説明する際には，てんかんという病気や発作症状について否定的な印象を与えないように自然な言い方で話し，病状が回復すればほかの子どもと何ら変わりのないことを伝えることが大切です．ほかの子どもたちの保護者に対しては，担任がどの子どもにも発達期に特有の病気や苦手意識が生じる可能性があることを説明して，てんかんのある子どもの病気を理解してもらうようにします．もし，保護者がほかの子どもたちの保護者に直接説明したいと希望する場合には，担任が必ず同席したうえで話し合いの機会を設けるようにします．保護者の説明後に，保護者間の誤解や差別・偏見が生じないように，担任は中立な立場で両者の話を見守るようにします．

［杉山　修］

4 学校側の留意点

てんかん発作時の対応

　学校場面でてんかん発作がみられた場合には，慌てずに発作症状を見守り，周囲に危険な物があったら取り除くこと，不必要な声かけは控えること，発作が起きている子どもをいたわりの気持ちをもって見守ること，授業中であれば一時的な休憩時間とすることをほかの子どもたちに伝えること，発作後にはてんかんのある子どもが不安にならないように発作前と変わらないように振る舞うことなどが必要です．てんかん発作が数分以内に治まらない場合や繰り返して発作が起きる場合には，担任は養護教諭に相談して，保健室で観察するか保護者に連絡してその後の対応について話し合うようにします．

てんかん発作による受傷の危険への対応

　発作による受傷の危険がある場合には，担任は必要以上に子どもの学習環境を制限しないように，「てんかん児の生活指導表」[1]（p. 175 参照）を目安にして指導計画を立てたり，子どもの生活空間を想定した「てんかん児の生活安全地図」[1]（p. 176 参照）を利用したりして，危険度に合わせて指導方法を工夫することが必要です．もっとも注意が必要なプール指導の実施判断では，①てんかん発作の抑制状況，②担任のかかわりの有無，③てんかんのある子どもの理解力や判断力の有

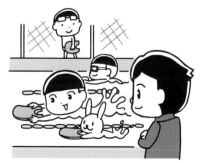

安全で楽しいプール指導ができるように配慮することが大切です．

無，④子どもの意欲と家族の希望の状況について，保護者と十分に話し合い，安全で楽しいプール指導ができるように配慮していくことが大切です．

学校生活での薬の副作用への対応

通学している子どもたちのなかには，授業中に寝てしまったりボーとして授業を聞いていなかったりすることがあるかもしれません．そのような子どもたちの様子を間近でみている担任は，その対応に困ってしまったり，ときに厳しく叱ってしまったりすることがあります．薬物調整中の子どもの場合には，担任は保護者と現在の治療状況と治療過程で生じる可能性のある薬の副作用について，十分に話し合って理解しておくことが大切です．

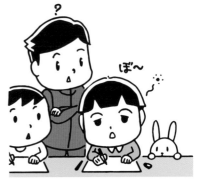

担任は子どもの発作や薬の副作用などの症状を理解しておくことが大切です．

神経発達症（発達障害）の可能性への対応

てんかんのある子どものなかには，ADHD（注意欠如・多動症），ASD（自閉スペクトラム症），SLD（限局学習症）などの神経発達症（発達障害）を併存していることがあります．子どもが授業中にすぐに離席する，友達ができずに孤立している，特定の教科だけが苦手でまったく理解できなかったりするといった場合には，保護者は主治医にてんかんのほかに神経発達症（発達障害）があるかどうかを相談することが必要です．子どもが神経発達症（発達障害）と診断された場合には，保護者は速やかに特別支援教育コーディネーターや担任に説明して，障害特性に合わせた教育支援（特別支援教育）を受け，豊かな人格の形成が図られるように働きかけていくことが大切です．

文　献
1）長尾秀夫：てんかんを持つ子どもの生活支援と看護．小児看護 **30**: 178-185, 2007

［杉山　修］

第9章

てんかんと仕事

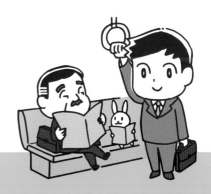

　2000年前後に障害者欠格条項の見直しがなされ，「てんかん」と診断されたために免許や資格が取れないということはなくなりました．ほとんどの免許や資格は，症状や能力によって交付や取り消しが行われる「相対的欠格事項」になっています．ただし，飛行機の運航業務や銃砲刀剣類の所持，自動車の職業運転に関する免許には，厳しい制限が課せられています．

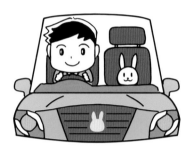

一定の条件がそろえば免許や資格も取得することができます．

　一般に，「てんかん」のためにある一定の範囲の仕事にしか就けないかというと，そのようなことは決してありません．統計をみても，一般市民と比較して，てんかんのある人が一定の職種に偏っているということはないようです（**図1**）．

　どのような仕事を避けたほうがよいかということは，患者さん個々のてんかん発作の頻度や症状，併存（身体障害，知的障害，精神障害など）の程度によります．一方，どのような仕事ができるかは職業適性によります．しかしもっとも大切なのは，働く動機です．次に述べる仕事の準備や訓練を参考にしてください．

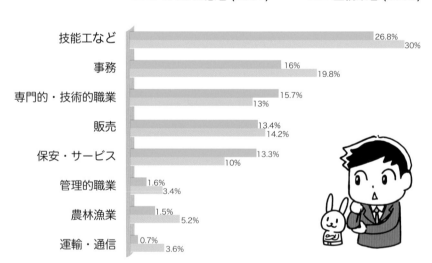

図1. 全就業者とてんかんのある就業者の職種比較
[日本てんかん協会 2001 年 12 月会員実態調査アンケート：働きたーい！―てんかんのある人の就労，p24-25, 2003 より引用]

[橋本 睦美]

2 仕事に就く準備をする

自分の特徴を知る

　働きたいと思ったら，すぐに仕事を探そうとせず，まず，自分の能力の特徴を知ることが大切です．自分の特徴を知ることが，仕事を長く続けられることにつながります．自分の特徴を知るメリットは２つあります．ひとつは自分の能力を人に説明できること，もうひとつはうまくいかないときに自分の力で解決できるのか，人に頼る方が解決しやすいかなど自分で考えられるようになることです．

　自分の特徴を知るためには，今までの経験を整理することから始めます．アルバイトなど仕事をした経験がある方は，自分はどの仕事をしたときに，何がうまくできて，何に困ったのかを具体的に書き出して整理します．たとえば，接客や組立作業という業種だけでなく，決められた時間までに自分のペースで組立作業することがうまくできた，ペアを組んで共同で作業するときに相手のペースに合わせるのが大変だったなど，どんな場面が自分にとって得意なのか苦手なのかを整理します．整理することで，自分の能力が活かせる場面が明らかになってきます．働いた経験がない方は，学校での共同作業や，家庭での家事を振り返ってみましょう．

働く動機を知る

　自分はなぜ仕事をしたいのか，という動機がはっきりしていることも，仕事を長く続けるための大切なポイントです．一般に働く動機は，「収入を得る」「やりがい」「社会貢献」の３つがあげられます．すべてあてはまることがあると思いますが，自分がもっとも強く求めることを確認しておきましょう．「収入を得る」ことが動機の方は，得た収入はどのように使うか，どのぐらいの収入が必要かという大まかなイメージを決めます．「やりがい」が動機の方は，どんな場面でやりがいを感じるのかを整理します．たとえば，人に礼を言われたとき，でき上がりが

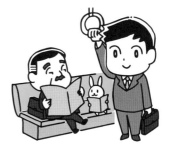

仕事をする意味や動機をはっきりさせておくことが大切です．

目にみえてわかったときなど，自分をやる気にさせる場面をイメージします．「社会貢献」が動機の方は，今までどんな場面で社会に貢献したと感じたのか，誰の，何に貢献したいのかを具体的にイメージします．

　「やりがい」と「社会貢献」が動機の場合は，地域のサークル活動やボランティア活動ではなく，仕事である必要があるのかということも明らかにしておきます．働く動機が明らかになると，仕事がうまくいかなかったときに，自分がなぜ働いているのかがわかるので，すぐに辞めずに踏みとどまって頑張ることができます（**図2**）．

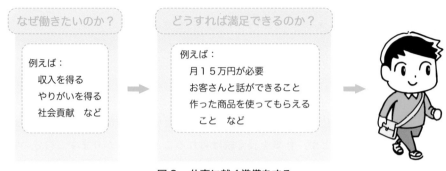

なぜ働きたいのか？

例えば：
収入を得る
やりがいを得る
社会貢献　など

どうすれば満足できるのか？

例えば：
月１５万円が必要
お客さんと話ができること
作った商品を使ってもらえる
　　こと　など

図2.　仕事に就く準備をする

仕事の探し方を知る

　仕事の探し方には，職業安定所（ハローワーク）に通う方法と，求人誌や求人サイトで調べる方法があります．同じく仕事を探している人たちの雰囲気に触れながら探したい，窓口で相談したい方は職業安定所が，自分で電話をかけて応募したい方は求人誌を使う方法が適当です．インターネットを使用する方は求人サイトを使うのもひとつです．その他，必要な資格について調べることも有効です．どのような方法であっても，仕事を探すには，積極的に情報を仕入れる姿勢が大切です．

［長田 英喜］

てんかんＱ＆Ａ.21

Ｑ 自動車やオートバイの運転はしてもよいのでしょうか？

Ａ

　以前は「てんかん」と診断された場合は自動車やオートバイの運転免許の取得ができませんでしたが，2002年の道路交通法の改定により，てんかんの病状によっては自動車運転免許の取得が可能になりました（**表1**）．

　運転免許の取得を希望される場合，車の運転を再開される場合は，最寄りの警察署や運転免許センターでご相談ください．主治医の診断書を求められますので，自身の病状が**表1**に該当するかどうか主治医とよく相談し，診断書を書いてもらいましょう．

　2013年の道路交通法の改定により，てんかんを含む一定の病気などにかかっている方による交通事故を未然に防止するための新たな措置が設けられました．

・**免許取得時・更新時などにおける質問制度**

　運転免許の取得または更新するときは，申請書の裏にある病状などを確認する質問票に回答します．以前は質問票の回答は任意の取り扱いでしたが，2013年の法改正で質問票の回答が義務化されました．質問票にはてんかんなどの病気を記載する欄はなく，過去5年の間に自動車の安全な運転に支障が生じるおそれのある症状

表 1. 自動車運転免許交付・更新許可の条件

1. 発作が過去 5 年間に起こったことがなく，医師が「今後発作が起こるおそれがない」旨の診断を行った場合
2. 運転に支障をきたす発作が過去 2 年間に起こったことがなく，医師が「今後，x 年程度であれば，発作が起こるおそれがない」旨の診断を行った場合
3. 医師が，1 年間の経過観察の後「発作が意識障害および運動障害を伴わない単純部分発作に限られ，今後，症状の悪化のおそれがない」旨の診断を行った場合（ただし上記 2 の発作が過去 2 年間に起こったことがないのが前提）
4. 医師が 2 年間経過観察をした後，「発作が睡眠中に限って起こっており，今後症状悪化のおそれがない」旨の診断を行った場合
5. 上記の判断には 6 月間までの保留期間がある
6. 大型免許および第二種免許については，服薬なしで 5 年間発作がないことが条件として推奨されている

[日本てんかん学会法的問題検討委員会：道路交通法改正にともなう運動適性の判定について．てんかん研 **20**: 135-138, 2002 より引用]

の有無が問われます．質問票に虚偽の回答を行い事故につながった場合は，懲役または罰金が科せられます．質問票で病気があることがわかっても，ただちに免許申請を拒否もしくは保留され，またはすでに受けている運転免許を取り消しもしくは停止されることはありません．運転免許の可否は，医師の診断書を参考に判断されますので，正確に記載しましょう．

・医師による任意の届け出制度

運転してはいけないのに運転を続ける人を医師が公安委員会に申告できるようになりました．医師向けのガイドラインには，申告する前に本人や家族に伝えることなどが求められています．知らないうちに申告されることはありませんので，主治医と相談しましょう．

・てんかんなどの「一定の病気等」を理由に免許を取り消された場合

運転免許取り消しから 3 年未満に発作が 2 年間なく経過して免許を取得できる状態に戻った場合は，学科試験や技能試験を受けることなく再取得できます．

また，2013 年より自動車運転死傷処罰法が施行され，運転してはいけない状態で運転し，死傷事故を起こした場合の刑罰が重く決められました．この法律は，一定の病気の影響により正常な運転が困難になって人を死傷させた場合に対象となります．

意識障害を伴う発作のある人は，自分では発作の様子がわからないので，運転中に発作が起きた場合の危険性を想定することが難しいかもしれませんが，情報を集めて理解することが大切です．事故を起こすと取り返しがつきません．自動車運転免許は日常生活の運転以外にも身分証明書や就職時の資格としてよく利用されますので，多くの人が取得を希望しますが，規則に則って免許を取得することが社会の一員としての責任であることを認識しましょう．

[橋本 睦美]

3 仕事に就くための訓練

訓練方法

　訓練方法には，主に2つの考え方があります．ひとつは，職場で実際に仕事をしながら訓練をしていく方法です．もうひとつは，日常生活の訓練や，自分の作業能力を知る訓練，職場を想定して行う訓練など，仕事の準備をしていく方法です．訓練の内容は，身体機能に関すること，認知機能（仕事の段取りや要点を理解して効率よく進める能力）に関すること，仕事への影響が考えられる食事や着替え，髭剃りや化粧，家事など日常生活に関することがあります．認知機能の訓練は，自分の能力を客観的に知ることに優れていますが，実践的ではありません．反対に，職場で訓練する方法は実践的ですが，とにかく課題を達成することが重視されるので，自分の能力を客観的に知ることは困難です．このように，訓練の方法には，それぞれ良い点と悪い点があります（**図3**）．

　医療機関のリハビリテーションでは，仕事の準備として，日常生活の訓練や作業活動を使って訓練をする方法が用いられます．訓練を通して対象の方の能力を客観的に把握し，職場環境の工夫や指導方法のポイントを伝える役割があります．また，医療機関の様々な職種と連携をとり，就労へ向けて支援を行います．

作業能力の訓練

　職場で作業するには，ひとつの作業を正確にこなす能力と，たくさんの作業の段取りを立

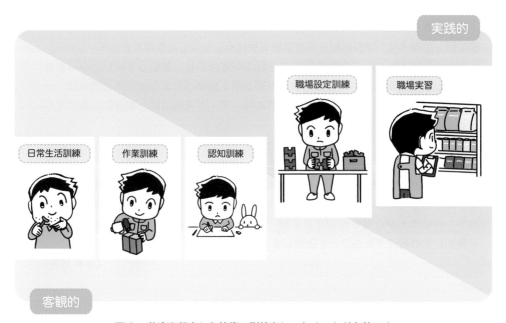

図3．仕事を想定した技術の訓練をしておくことが有効です

てて効率よくこなす能力が必要です. 自分の能力を伸ばすためには, 少しだけ難しいことに取り組む方法が効果的です. あまりにも難しいことに取り組む訓練は, 学習できず非効率です. 作業工程を分割し, 一度に行う工程を少しずつ増やしながら, 段取りよく作業する能力を養います.

体調管理の訓練

仕事は, 一日で終わるものではありません. 日々の体調が変化するなかで, いつも同じくらいの能力を発揮しなければなりません. 自分が何時間, どのぐらいの量の作業をすると疲労するのかを訓練を通して知っておきましょう. 体調管理も重要な仕事です. 起床時間を一定にし, 三度の食事を摂り, 仕事以外の時間で自分が充実できる時間を持つ工夫が必要です. また, ストレスの対処方法をみつけることも大切です.

[長田 英喜]

4 就職に利用できる機関・制度

就職するための道筋は人により様々ですが, てんかん発作やほかの併存症により一般就労では不安だと感じる方も少なくないようです. そのためここでは, 病気や障害のある方の就労支援を行っている機関と制度についてご紹介します.

就労支援機関

- **ハローワーク**：求職登録, 職業指導, 職業紹介, 職場定着支援など. 病気や障害のある方のために, 障害者職業相談員が配置されている.
- **障害者職業センター**：職業相談, 職業適性, 就職準備訓練, 就職活動や働き方についての助言, ジョブコーチの派遣など.
- **障害者就業・生活支援センター**：就職・職場定着支援, 就業に伴う生活支援など. 就業支援担当者と生活支援担当者が配置されている.
- **障害者総合支援法に基づく就労移行支援事業所**：一般就労などへの移行に向けて, 事業所内や企業における作業や実習, 適性に合った職場探し, 就労後の職場定着のための支援.

それぞれの機関で独立して支援を行っているのではなく, 機関の特徴を踏まえて連携して就労支援を行っています.

就労を支援する制度

- **障害者トライアル雇用**：3ヵ月間の試行雇用という形で事業所に雇ってもらい，働いてみるという制度．雇用主と就労を希望する障害のある方がお互いを知ることで不安を軽減し，就労への促進を目的としている．
- **ジョブコーチ**：職場にジョブコーチという就労を支援する専門職が訪問し，障害の特性を踏まえた仕事のやり方についての助言や，仕事の環境を整えるために雇用主へ働きかけるなどの支援を行う．

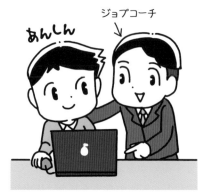

就労を支援してくれるジョブコーチという制度もあります．

　障害者トライアル雇用はハローワーク，ジョブコーチは障害者職業センターなどが窓口となりますが，それぞれの就労支援機関においても制度の説明や相談は可能です．

[橋本 睦美]

第10章

てんかんと生活

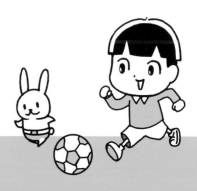

　突然のてんかん発作に遭遇したとき，家族やまわりの人の驚きと戸惑いは大きいものです．押さえつけて発作を止めようとしても止まりません．まず落ち着いて，怪我をしないように注意して，危険がなければ行動制限することなく，発作の一部始終をよく観察します．てんかん発作には多くの種類がありますが，主な発作への対応をあげます．

発作型による対処の方法

① 焦点起始発作

a. 焦点意識保持発作

　発作のはじまりに意識の曇りがなく，運動・知覚・精神・自律神経症状を患者さんが自覚しています．

対応・介助　意識が曇る発作に移行しなければ，話を聞いて不安な気持ちを落ち着かせ，リラックスできるようにします．患者さんによっては，注意を集中する・リラックスするなどの方法で，自分で発作を止めることができることもあります．

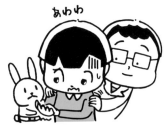

不安な気持ちを落ち着かせ，リラックスできるようにしましょう．

b. 焦点意識減損発作

　発作中に無意味な身振りやモゾモゾ手を動かすなどの動作がみられます．意識の曇りを伴い，発作後に記憶の欠損を残します．発作前にしていたことをそのまま続けることもあります．

対応・介助　危険な場所でなければ行動制限はせず，危険な物を取り除いて見守ります．声がけに対する反応をみながら付き添い，そばで見守ります．衣類をたくし上げる場合は，肌が露出しないように配慮します．意識が回復し，正しくまわりの状況を把握できるようになるまでの時間を確認します．嘔吐など苦痛のある症状がなければ特別なことをする必要はありません．

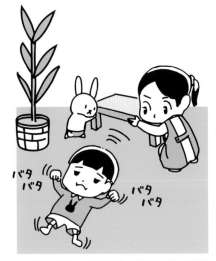

まわりに置かれた家具や，危険な物は遠ざけましょう．

　運動亢進発作では激しく身体をバタバタさせる発作がみられる場合があります．ベッドで寝ているときには転落したり，まわりの家具などで怪我をする危険があるため，床（畳）に布団を敷いて寝る，周囲に危険な物を置かない，近くで寝る人も怪我をしないように離

れるなどの注意が必要です．

② 全般起始発作

a. 欠神発作

数秒〜十数秒の意識消失で，食事や会話などの動作が止まり，ぼんやりと一点をみつめます．呼びかけても返事をせず，物を落とすこともあります．

対応・介助　脱力して倒れそうになる場合でも，怪我をすることは少ないので，頻発しなければ特別なことをする必要はありません．熱いもの，コップなどは遠ざけておき，注意深く観察し，意識が回復するのを待ちます．倒れそうなときには支えて座らせます．

b. 強直間代発作

突然に意識消失し，全身の筋肉に力が入り（強直），次いでガクンガクンと律動性にけいれんします（間代）．発作が終わり力が抜けたあとは眠ってしまうことが多く，ときにもうろう状態がみられたり，尿失禁することもあります．

対応・介助　椅子に座っていれば後方から上体を支え，椅子から床に降ろします．頭を保護して，きつい衣服は緩め，横にします．

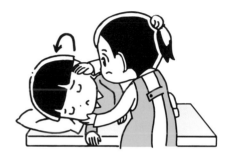

顔を横に向け，呼吸や顔色を観察しましょう．

メガネは外します．周囲に危険な物があれば遠ざけます．力が抜けて呼吸が回復してくれば，顎を軽く上げ，顔を横に向けます．呼吸が安定して顔色がよくなるまでは，観察を続けます．

口のなかに箸・スプーン・タオルなどを入れると，窒息や歯の折損・口腔粘膜を負傷する危険があります．指も噛まれる危険があるので，絶対に入れないでください．食事中に起こった場合も，無理に口のなかの食物を取り除こうとしないで，頭を横に向けます．力が抜けたときに食物は吐き出されます．このときに取り除いてください．誤嚥したときは，吸引などの救急処置が必要になります．けいれんが強いときには，頭を床に打ちつけないように，頭の下に薄いクッションなどを敷いて保護します．

発作後に眠るようなら，衣類を緩めて，汗を拭き，顔を横に向けます．無理に起こさず静かに休ませます．意識がはっきりすればもとの生活に戻します．

焦点起始発作から強直間代発作になることもありますが，対処は同じです．

転倒発作の受傷予防

前兆（発作の予知）があれば，座る・安全な場所に移動するなどの対策を取ります．前兆がなく突然に倒れる発作では受傷の危険が高いので，一人で行動する機会を少なくします．危険な場所では付き添って腕を組んで移動する，立ち話はしない，座ってできる作業をするなど，発作に合わせた対策が必要になります．

受傷の可能性の高い方では保護のために補助具が必要になります。発作による受傷はほぼ同じ身体部位であることが多く、それぞれの発作に合わせた保護帽・サポーターなどが必要です。外見が悪い、暑い、と保護帽をかぶりたがらない方もいますが、今はカラフルなもの、軽量なもの、クーリング材が入れられるものもあります。身を守るために、本人が納得できるように話し合って、習慣にしていくことが大切です。

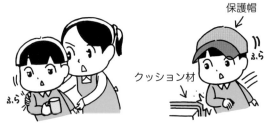

まわりの人が支えてあげる　補助具を活用する

転倒する危険があれば、発作に合わせた対策を考えましょう。

また、周囲の環境にも配慮が必要です。室内に鋭利な物、ストーブや熱湯など危険な物は置かないようにし、床はクッションの効く畳やセラピーマットを敷き、角の部分にはクッション材を貼るなどの予防が大切です。普段から危険な場所の確認・対策をして、より安全に、生活範囲を広げていきましょう。

なお、保護帽などの購入に、補助が受けられる場合があります。行政福祉関係者に問い合わせてください。

もうろう状態の対応

発作後もうろう状態は、強直間代発作、強直発作や焦点意識減損発作などのあとに続く意識の曇った状態で、無目的に歩き回ったりします。危険を自ら回避できない状態です。行動を制限すると、かえって激しく抵抗されることがあります。危険物を排除し、押さえつけないで患者さんに付き添って保護します。転落や事故の危険があるときは、さりげなく歩く方向を変えるよう導きます。

2～3分で終わる場合が多いのですが、ときに1時間も続く場合もあり、行動の観察や「ここはどこか?」「今日は何日か?」などの質問をして、意識の回復をときどき確認することが大切です。

[石原 己緒光，豊泉 三枝子]

てんかんQ&A.22

Q 発作があったとき,救急車を呼ばないといけませんか?

A 　発作があっても多くの場合,慌てることはありません.処置をしなくても多くは5分以内に止まります.また,坐剤などの処置で止まるいつもの発作ならば,主治医の指示のとおりに処置を行い,発作の経過を見守ります.

　救急搬送が必要になるのは,発作が重積した場合,いつもと違う発作が起こった場合などです.いつもは意識を失わなかったが意識を失う発作に変わったとか,意識が曇るだけの発作がけいれん発作に変わった場合などには,注意深く観察しましょう.とくに注意が必要なのは,同じ発作が意識を回復せず反復するてんかん重積状態です.このときは,緊急に治療を受けなければなりません.発作の

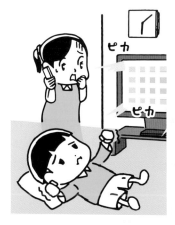

意識が回復せず,重積状態になったときは救急搬送が必要です.

はじまりから詳しく観察して診察時に伝えることが大切です.

　いつもと明らかに違う発作があったときには,てんかん以外の病気によることもあるため,全身状態の観察が必要です.全身状態がよくないときには救急搬送します.また,発作により怪我をしたとき,嘔吐して何か喉に詰まったとき,顔色不良が続いているときなどは,緊急に処置が必要になります.

　また,発作が始まると注射薬でなければ止まらない発作や,呼吸が止まってしまう発作では,主治医から指示のある処置を行いつつ,救急搬送しながら人工呼吸を行います.このような発作の患者さんは,普段から発作が起こったときにどのような処置が必要なのか,主治医とよく話し合っておくことが必要です.

[豊泉 三枝子,石原 己緒光]

2　病気の告知

　現在もてんかんに対する社会的偏見や誤解は少なくありません.てんかんには多くの種類,多様な発作があり,その頻度・予後もまちまちです.発作があるとき以外は何ら変わりがないため,逆に病気であることがわかりにくいこともあります.日常の生活を通して,患者さん本来の姿を知ってもらったうえで,病気について話し,協力を得るのがよいでしょう.

周囲の理解を得るためには，患者さん本人や家族が個々の病気の正しい知識を持つことが大切です．病名から伝えるよりは，発作の症状・誘因など具体的な内容・注意点を伝えるほうが理解を得やすいでしょう．

患者さんは何らかの形で社会に出て様々な体験をすることで世界が広がり，一人の人間としての自信を得ていきます．日常の生活では，発作の状況や頻度・危険度によっ

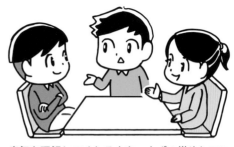

病気を理解してくれる人を一人ずつ増やしていきましょう．

ては，周囲の人の助けを得ることもあるでしょう．しかし，病気を隠そうとして親戚・友人などとの接触を避けたり，お付き合いをしないというのでは，大切な出会いや体験のチャンスを見逃すことにもなりますし，コミュニケーション能力の育成にマイナスとなります．

まずは，普段のお付き合いを大切にして信頼関係を築き，病気を理解してくれる人を一人ずつ増やしていきましょう．患者さんや家族とのよい人間関係が，周囲の理解につながります．

[豊泉 三枝子，石原 己緒光]

てんかん Q & A.23

Q 祖父母が病気を理解してくれず困っています．どうしたらよいでしょうか？

A 現代の病気の認知度に比べて，昔は「てんかん」というと「泡を吹いて倒れる，触ると伝染する」など特異な病気だと思われていました．おじいちゃんおばあちゃんが病気についてわからないまま漠然とした不安を持っている場合もあります．両親の説明を十分に理解していないかもしれません．誤った理解のままで，何か特別に扱わないといけない，育児に手が出せないなどと思い込んではいないでしょうか．

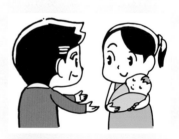

病気を正しく伝え，頼れる協力者となってもらいましょう．

てんかんといっても症状は人それぞれです．子どもの病気・発作の様子・どのような治療をしているのか，注意してみていくポイントなどを，普段からよく説明するとよいでしょう．両親の説明では理解されないようであれば，主治医から疑問点をわかりやすく説明してもらいましょう．病気があっても孫が可愛いという気持ちに変わりはありません．なにより，子どもにとって理解者が多いことは，成長発達していくうえで大切です．病気を正しく伝え，頼れる協力者となってもらいましょう．きっと子育ての先輩としてよいアドバイスや協力が得られるでしょう．

[豊泉 三枝子，石原 己緒光]

規則正しい服薬の大切さ

多くのてんかん患者さんは薬を長期間にわたって服用することになります．抗てんかん薬は毎日規則正しく服用することで，その効果が十分に発揮されます．服薬時間が不定期であったり，飲み忘れをすると，薬の効果が安定せず，自分に合った薬をみつけることができません．服薬を生活の一部として習慣化し，飲み忘れがないように薬箱やピルケースを使ったり，薬包に日付を入れるなど，自分に合った服薬方法を工夫しましょう．

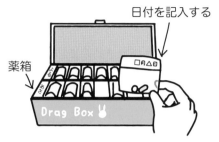

日付を記入する

薬箱

飲み忘れないように，自分に合った服薬方法を工夫しましょう．

規則正しい日常生活を送ることの大切さ

治療は，薬を飲むだけでよいというものではありません．規則正しく服薬するとともに，規則正しい生活を送ることも重要です．

睡眠不足や大きな疲労は，てんかん発作の誘因になります．日中に活動的な生活を送り，夜は十分に睡眠を取って日中の疲れを取り，再び活動的な生活を送ることは発作の抑制にもつながっていきます．

入浴の注意点

入浴は清潔で健康的な生活を送るために必要ですが，てんかん発作のある患者さんが浴槽や浴室で発作を起こすと事故や受傷につながります．安全に入浴するためには守らなければいけないことがいくつかあります．

- 浴室には必要な物しか置かない，整理整頓し，できればクッション性のあるセラピーマットを敷いてすべらないようにしましょう．
- 火傷をしないように，火をとめてから入浴しましょう．
- 意識がなくなる発作やけいれん発作のある方は，シャワー浴を習慣化しましょう．どうしても入浴がしたい場合には，家族（大人）といっしょに入浴するか，見守ってもらいましょう．倒れる発作がある場合には椅子を使いましょう．
- 一人で入浴するときには，家族に声をかける，シャワー浴にする，浴槽の水を少なくする，浴室にカギをかけない，浴室にインターホンをつけるといった工夫もできます．
- 家族は浴室内の音や入浴時間の長さに十分注意を払い，ときどき声をかけ状況を確認しましょう．

・もし入浴中に発作を起こしたら，安全な場所に移し，水を飲んでいないかを確かめましょう．溺水したり大きな怪我をしたときには，救急処置が必要となります．

調理など

火を扱うときには火傷の危険を考慮します．調理は誰かがいるときにしましょう．コンロは安全装置（温度センサー，切り忘れ防止機能など）がついたものを使用しましょう．電子レンジを多用することも一法です．熱湯には安全装置のついた電気ポットを使用しましょう．ドライヤーは壁に固定する，アイロンがけは一人では行わないなどの注意も必要です．

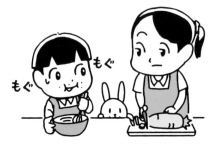

調理は誰かがいるときにするようにしましょう．

[田尻　浩]

4 外出・旅行時の注意点

てんかん発作がコントロールされていない場合は，外出や旅行の際に，いくつかの制限がつきます．外出や旅行は望ましい活動ですので，安全を確保した形で行いましょう．

安全な外出について

発作が消失している場合に外出は問題ありません．転倒する発作や発作後の長いもうろう状態がある場合には，次のような注意をしましょう．
・家族など自分の発作時の対処方法をよく理解している人といっしょに外出しましょう．
・体調が悪いときや発作が頻発しているときには外出は中止しましょう．
・転倒や転落すると危険な場所はできるだけ避けましょう．階段やエスカレーターはやめてエレベーターを使用します．駅のホームでは，電車が来るまではできるだけ安全な場所で待機しましょう．歩道を歩く際も，できるだけ車道から離れた位置を歩くようにしましょう．普段から危険を回避する方法をよく考えて行動することが大切です．
・転倒する発作がある方は，普段からの保護帽やサポーターなどの使用をお勧めします．

旅行時の注意点

発作がコントロールされていれば一人での旅行は可能ですが，旅行中は環境の変化や移動で疲労やストレスもたまり，発作を起こすリスクは普段よりは高いと考えてください．
発作がある場合には，家族や知人など発作への対処方法を知っている人と同行することを

お勧めします．旅行する際には次のことに注
意してください．

• 薬は普段の生活と同様に忘れずに服用して
ください．何かハプニングがあっても対処
できるように旅行の日程より余分に薬を用
意しておきましょう．

• 発作時に頓用として使用している薬も忘れ
ずに準備します．

• 主治医ともよく相談し，発作時の対処方法
や病院との連絡方法を確認しておきましょ
う．薬の処方内容もわかるように準備して
おきます．日本てんかん学会や日本てんか

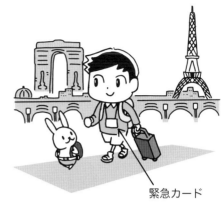

緊急カード

薬の内容や対処方法を記した緊急カードを用
意しておくと安心です．

ん協会が発行している緊急カードを用意しておくと安心です（日本てんかん協会ホーム
ページよりダウンロードできます[1]）．

• 旅行スケジュールを家族に伝え，すぐに連絡を取り合えるようにします．旅行先に着いた
ら家族に着いたことを連絡しましょう．

• 無理なスケジュールは立てずに，ゆとりのあるペースで旅行し，疲れすぎに注意しましょ
う．海外旅行の場合は，時差への対処と服薬のずらし方について，主治医とよく相談して
おきましょう．

• 夜更かしはせずに，睡眠は十分にとって，疲れを残さないように心がけましょう．

文　献
1) 日本てんかん協会ホームページ：緊急カード．＜https://www.jea-net.jp/useful＞

［田尻　浩］

5 スポーツにおける注意点

　小児期においては心身の発達・人格形成・社会性の獲得，成人においても体力の維持や肥
満の予防，気分転換，意欲的で充実した生活を送るために，スポーツは大きな役割を果たし
ています．てんかん発作のある場合，受傷や事故の危険性からスポーツへの参加を制限され
やすく，そのことから運動への意欲や興味を失っている方も少なくないようです．発作の状
況や全身状態，スポーツの内容などを考慮したうえで，十分な注意のもとに，しかし積極的
にスポーツに参加するようにしましょう．

発作による危険性が高いスポーツ

　てんかん発作は突然起こり，危険を回避できない可能性が高く，マリンスポーツ（ダイビ

ング，海や川で行うスポーツ），身体の接触や衝突が多いスポーツ（ボクシングなど），落下する可能性のあるスポーツ（スカイダイビング，ロッククライミングなど）は，興味があっても参加を控えたほうがよいでしょう．

　学校や公園では，高い鉄棒，棒登り，ジャングルジム，つり輪などは，発作の種類や頻度によっては制限が必要になります．

その他のスポーツ

　泳げるようになることは大切です．しかしスポーツとしての水泳への参加には，発作がある場合には，発作症状をよく知る人あるいは監視人が付き，万一の場合すぐに救助できる体制ができていることが条件になります．飛び込みや，水に潜ることは避けましょう．発作が消失している場合でも，単独での遠泳は避けましょう．

　その他，上記の危険性が高いスポーツに該当しない通常の体育や運動クラブへの参加は，多くの場合は問題ありません．ただ，発作の種類と頻度によっては，参加を控えるあるいは配慮を求めるのが望ましい場合があります（学校でのスポーツはp. 175「てんかん児の生徒指導表」を参照）．

スポーツによる発作誘発の可能性

　発作は，放心状態，休養しているとき，眠気のあるときに起きやすく，筋肉運動，ことに知的関心を伴う作業中にはもっとも起きにくいことが知られています．水泳中よりもプールサイドでほっとしたときに発作は起きやすいものです．単に身体を動かすだけでなく，自分で考え関心を持って積極的にスポーツに参加する姿勢が大切であり，そのような環境をつくることが必要でしょう．

スポーツ後の疲労の発作への影響

　過労によりてんかん発作は誘発されやすくなります．無理をして疲労がたまっていくことで発作が増えることもあります．適度なスポーツは必要ですが，過度にならないことが大切です．

子どものスポーツ参加への配慮

　子どものスポーツへの参加は，必要以上に制限しないようにしましょう．十分な監視と両立させることは難しいことですが，疎外感を持たせないこと，意欲を引き出し仲間意識を持たせることは大切です．個々の子どもの状況に応じて，両立点をみつけていくことが必要です．

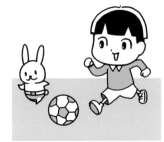

子どものスポーツへの参加は必要以上に制限しないようにしましょう．

［田尻　浩］

Q てんかんで保険に入れますか？

A

　この質問は医療福祉相談で多く聞かれます．

　答えは「保険に入れる場合もあれば，入れない場合もある」です．

　あいまいな返答になってしまいましたが，保険は民間企業が運営しており，個人契約となるため，個別に問い合わせをする必要があります．

　たとえば，通常の保険料に上乗せするといった条件，てんかん以外の病気・怪我について保険の支払いをしてもらうと

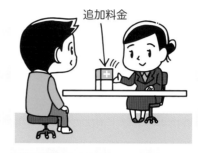

追加料金

通常の料金に上乗せするなど，条件付きで契約可能な場合もあります．

いった条件付きで契約が可能な場合もあります．最近では病名告知が必要ない保険を扱う会社も増えてきました．

　いずれにしても，各保険会社の相談窓口で，自身の病状を説明したうえで，保険の加入ができるかどうか確認する必要があります．注意すべき点は，告知義務です．契約の際にてんかんを告知する必要があったにもかかわらず，病気のことを伝えず保険の契約をした場合，告知義務違反として保険が支払われなくなることがあります．

　てんかんでも入れる保険についての情報を集めるには，保険会社に問い合わせをする以外に，患者さん同士で情報を交換したり，日本てんかん協会（tel：03-3202-5661）に問い合わせをするのも有用です．

　医療福祉相談では，「医療費の支払いが難しい」，「生計中心者だった本人がてんかんで働けなくなり，生活費がない」などの経済的な相談も少なくありません．病気の治療をすることだけでも不安なのに，さらに経済的な不安が生じると患者さん・家族にとって大きな負担です．民間の保険以外にも，公的な福祉制度やサービスの利用をすることで，経済的な負担を軽減する方法もあります．第6章の❸および第10章の❼を参考にしてください．

[堀田 真子]

6 結婚，妊娠，出産

結婚

　　結婚し家族をつくるということは，一朝一夕にできることではありません．自分の病気を伝えること自体が不安で勇気がいることですが，これからともに歩む時間のことを考えると自分の病状について伝え，理解してもらうことはとても重要です．場合によっては主治医に病気を説明してもらい，お互いに不安を軽減して新しい生活を始めることをお勧めします．

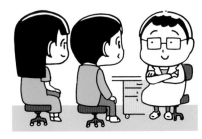

主治医に病気のことを説明してもらうとお互いに不安を軽減できるでしょう．

　　多くの患者さんがてんかんとともに生活し，社会人として仕事をし，親として子どもを育てています．自分の可能性に自分でふたをしないように主治医をはじめとする医療スタッフとよく話をして正しい知識を持ちましょう．

妊娠

　　疾病の有無にかかわらず，妊娠・出産では，産むという選択，断念するという選択はともに大変複雑でデリケートな問題を含んでいます．医師は患者さん側の意思決定を誘導するのではなく，必要な情報を提供し求められた質問に答える形で患者さんが本来望んでいる結論を自らみつけられるように支えます．

　　残念ながらてんかんは誤解や偏見の多い疾患です．てんかんを持つ女性の多くが妊娠・出産を問題なく行えることを，妊娠可能な年齢になったら前もってすべての患者さんや家族に知ってもらうことはとても大切なことです．

① 妊娠前

　　もっとも配慮が必要で時間をかけるべき時期です．

　　まずは正しいてんかん診断がされているかの確認が大切です．そのうえでてんかんの重篤度，患者さんの育児能力，期待できる家族からの援助の程度などを考えて，妊娠・出産が現実的に可能か家族を含めての話し合いが必要不可欠です．

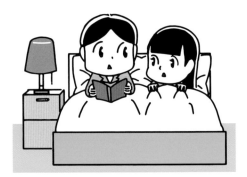

妊娠・出産が現実的に可能かパートナーとしっかり話し合うことが必要です．

a．発作のコントロール

　　この時期を妊娠の準備期間と考え，必要最小限の種類と量の抗てんかん薬で発作のコント

156

ロールを試みる必要があります．妊娠前に9ヵ月から1年間の発作抑制がされている場合は妊娠期間中の発作は80〜90％の確率で出現しないとされていて，この時期に発作の抑制を試みることはとても重要です．その間は避妊を勧める必要があります（避妊薬についてはてんかんQ＆A.25を参照のこと）．

b．抗てんかん薬の催奇形性

抗てんかん薬に催奇形性があることはよく知られています．

抗てんかん薬の副作用と妊娠中の発作が妊娠経過と児に与える影響の両方を考え，薬剤の減量・整理もしくは断薬が可能かを，てんかん診断・重症度と照らし合わせて，個々に検討する必要があります．

母親が抗てんかん薬を内服している場合の奇形発現率は一般の児に比較しやや高いですが，内服している抗てんかん薬の種類や量によって差がありますので，確認が必要です．

とくに妊娠初期のバルプロ酸ナトリウム内服と多剤治療を避けることが奇形発現率を低くするためには重要な点です．バルプロ酸ナトリウムでは投与量や血中濃度に依存して奇形発現率が増加するため，可能であれば他剤への変更が望まれます．どうしてもバルプロ酸ナトリウムが必須な患者さんでは徐放剤の使用と最少有効量での内服が望まれます．ラモトリギンは奇形発現率が比較的低いとされ，多くのガイドラインや専門家の意見として妊娠可能年齢の女性の特発性全般てんかんでは第1選択薬として推奨されています．しかし一方で，用量依存的に奇形発現率が高まるとの報告もあり，最少有効量での内服を心がけるべきです．

c．葉酸投与

一部の抗てんかん薬は血中葉酸濃度を低下させることが知られ，てんかん患者さんでは妊娠前から葉酸を補充（0.4 mg/日以上）すべきとされてきました．最近のガイドラインでは葉酸の補充の有用性はてんかんの母親に特別なことではなく，てんかん以外の女性と同程度の有用性であるとされています．

② 妊娠中

産科およびてんかん治療担当科への定期的な受診が勧められます．とくに高用量のバルプロ酸ナトリウム内服中の患者さんでは二分脊椎の発生率が増えることが知られていますので，注意が必要です．妊娠により発作の頻度がどう変化するかについてはまだ一定の見解はありませんが，抗てんかん薬，とくにラモトリギンでは妊娠中に抗てんかん薬の血中濃度が低下するという報告があります．

しかし，妊娠中は血中蛋白減少により遊離型抗てんかん薬が増加するため，血中濃度の低下だけで抗てんかん薬の増量をすべきではありません．抗てんかん薬の増量は服薬が規則的でかつ発作が悪化したとき，特定の薬剤で血中濃度の低下が著しいときにのみ慎重に行われるべきと考えられています．

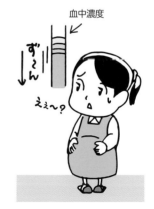

血中濃度

妊娠中には抗てんかん薬の血中濃度が低下することがあります．

強直間代発作が起こるリスクのある患者さんでは，発作が切迫流産，早産の原因となりうるのでとくに注意が必要です．

③ 出　産

てんかん妊婦においても基本的には，普通分娩が可能です．ただ，出産に時間がかかる場合はその間も服薬を忘れないようにすることが大切です．

a. 授　乳

授乳は基本的に可能です．フェノバルビタールやガバペンチン，ラモトリギン，ゾニサミド，トピラマート，レベチラセタムなどの抗てんかん薬では，母乳に移行することが確認されていますが，抗てんかん薬内服中の母親が母乳育児を行うことで児にトラブルが起こるという証拠はありません．多くの場合，児は子宮内ですでに抗てんかん薬に曝露されているため，児の状態を注意深く観察してさえいれば，初乳授乳などを無駄にしてまでも授乳を控える必要はないと考えられています．しかし，児に傾眠，低緊張，哺乳力低下などがあるときは母乳を控えるなどの対応が必要となる可能性もあるので，速やかな相談・受診が勧められます．

b. ビタミンK投与

母親の抗てんかん薬内服による児の出血性疾患の予防にビタミンKの投与が推奨されてきました．しかし最近ではそのリスクはほかの母親から産まれた児と変わらないとの意見が多く，特別な管理は必要なく一般の新生児と同様の対応でよいと考えられています．

産　後

産後は育児のため母親は睡眠不足になり発作の悪化を招きかねません．また，体重の増えた状態が続くこともあります．体力的にも精神的にも患者さんの支えとなり，児とともに母親もよいスタートを切れるように家族の協力が大切です．

てんかんであることを伝え地域の保健師さんと産前より連絡を取れるようにしておくのも安心です．

[山崎 悦子]

Q 避妊薬は服用しても大丈夫でしょうか？

A
　患者さんの置かれている社会的な状況により避妊する方もいますし，妊娠・出産の希望をお持ちの方が将来の妊娠に向けて抗てんかん薬を調整している（影響の少ない薬に種類を変更する，減量するなど）間に妊娠するのを避ける目的や，生理痛の緩和などの医学的な目的から，主治医が避妊薬の服薬を勧める場合もあります．

　てんかん患者さんが避妊薬を服用しても基本的には大丈夫です．しかし，内服している抗てんかん薬の種類によっては，避妊薬の効き目が弱くなるため注意が必要です．具体的には，フェニトイン，フェノバルビタール，プリミドン，カルバマゼピン，ルフィナミドといった薬を内服している場合や，トピラマートやペランパネルを高用量服用している場合には，薬を代謝する肝臓の酵素に影響を与えて避妊薬の効果を減弱させるので，避妊効果を得るために通常の避妊薬の使用量より多めの量を服用しなければならない場合があります．これは緊急避妊薬（アフターピル）でも同様です．

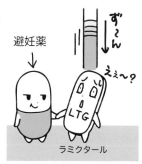

避妊薬はラモトリギンの血中濃度を低下させることがあります．

　したがって，これらの抗てんかん薬を服用されている方は，避妊薬を処方されている先生とよく相談して処方量を調整するか，場合によっては子宮内避妊器具といったほかの避妊の方法を考慮してもよいかもしれません．

　また，ラモトリギンを内服されている方の場合，避妊薬を併用することでラモトリギンの血中濃度が低下し，てんかん発作が生じやすくなる場合があるので注意が必要です．

　バルプロ酸ナトリウム，ベンゾジアゼピン系の薬剤，ガバペンチン，ゾニサミド，レベチラセタム，ラコサミドを内服している場合にはとくに問題ありません．

　いずれにせよ，避妊薬の効果をより確実にするためには，主治医の先生とよく相談して適切な避妊薬を選択し，継続して定期的に内服することが重要です．

[大谷 英之]

第10章
てんかんと生活

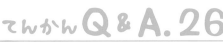

Q 母親にてんかんがある場合，授乳してもよいのでしょうか？

A

　母乳で新生児や乳児を育てることには単に栄養を補給するだけでなく，感染の防御や愛着を形成するのに役立つという側面もあり，非常に深い意義があります．もし可能であれば母乳栄養で育ててあげたいものです．

　母親が抗てんかん薬を内服されている場合，母乳にはある程度抗てんかん薬が移行しますので，その母乳を飲むと赤ちゃんにも抗てんかん薬が移行することになります．しかし，母乳を介して赤ちゃんの口に入る抗てんかん薬の量は決して多くはないので，抗てんかん薬を内服している母親の母乳を飲んだ赤ちゃんに抗てんかん薬の影響が生じることは非常にまれです．また，お子さんが成長したあとの認知の機能に対しても，母乳栄養による悪影響はないことがわかってきました．ですから，母親が抗てんかん薬を内服している場合でも積極的に母乳で赤ちゃんを育ててあげるべきだといえます．

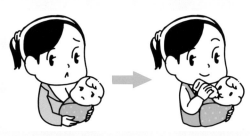

母乳を飲み始めてから元気がなくなったら，いったん母乳を中止してみましょう．

　ただし，出生後1週間くらいまでの赤ちゃんでは薬を分解するのに時間がかかり，薬の作用が強く出たり長く続いてしまう場合がまれにあります．とくに，母乳に移行しやすいゾニサミドを内服している場合や，身体のなかでゆっくり分解されるフェノバルビタール，そしてベンゾジアゼピン系の薬剤のなかでもニトラゼパムやクロバザムといった薬を内服している場合がそうです．もし母乳を飲み始めてから元気がなく，一日中寝ていて，起こしても母乳を飲んでくれないといった症状が出現したときには，いったん母乳を中止し人工乳を与えて様子をみましょう．生まれてから日数が経過したあとだと，ほとんどの場合，副作用を伴わず母乳栄養がうまくいきます．

[大谷 英之]

7　生活への援助と制度

　てんかんのある方が生活していくうえで困ったことや心配なことがあれば，福祉制度や
サービスを使うことも考えましょう．問題が解決または軽減できることがあります．

日常生活を支えるサービス

- **居宅介護サービス(ホームヘルパー)**：自宅で入浴・食事の介助などをします．
- **通所サービス(生活介護・就労継続支援など)**：創作的活動や，生産活動の場を提供します．
- **移動支援サービス**：外出時の円滑な移動を支援します．
- **補装具・日常生活用具の給付**：車椅子・保護帽などの給付をします．

制度やサービスをうまく活用しましょう

　ここで紹介したもの以外にも，生活を支え
る制度・サービスは多くあります．制度・サー
ビスごとに窓口・対象者・手続の方法が異な
ります．制度やサービスを有効に利用してい
くために，まず市区町村の福祉の窓口や，地
域生活支援センター（地域により名称が異な
る）などに相談してみましょう．自分が利用
可能な制度・手続きのしかたについて教えて
くれます．

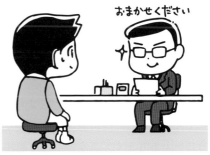

福祉課の窓口に相談すれば，利用可能な制度・
手続きのしかたを教えてくれます．

所得保障の制度

❶　特別児童扶養手当

対象者　法に定める身体・知的・精神障害が重度の，20歳未満の児童の扶養者
内　容　20歳未満の障害を持つ児童を在宅で養育している方への手当
申請窓口　市区町村障害福祉担当課

❷　傷病手当金

支給要件　健康保険加入者で，病気療養のため働くことができず3日以上休んでいる方
内　容　病気・怪我で休業して給料がもらえないときの生活保障のための支給
申請窓口　全国健康保険協会または職場の健康保険事務担当

❸ 障害年金

対象者　20歳以上で受給要件を満たしている方
内　容　病気・怪我などにより障害を持つ方への年金
申請窓口　国民年金課または年金事務所

❹ 精神障害者保健福祉手帳

対象者　一定の精神疾患があり，日常生活や社会生活に制限がある方．てんかんの場合，発作症状などにより判定
内　容　税制上の優遇措置が受けられる．自治体によって医療費・交通費・公共施設利用など独自のサービスあり
申請窓口　市区町村障害福祉担当課

[堀田 真子]

8 ほかの病気になったとき，手術を受けるとき

　身体の一時的な不調で，薬局で薬を求めることがあります．抗てんかん薬と市販の風邪薬，胃腸薬などをいっしょに服用することは，実際上ほとんど問題になりません．しかし，風邪薬のなかに眠気を催す作用が含まれていると発作が起きやすくなることがあります．また，抗てんかん薬と同時に服用することで，抗てんかん薬の効果が強くなったり弱くなってしまうこともあります．こういった可能性は念頭に置いておきましょう．

　てんかん以外の病気で病院を受診し，一時的に薬を処方される場合には，てんかんであることと現在の処方内容を正しく伝えるのが安全です．そのためには，日頃から薬の名前と用量を理解し，おくすり手帳を携帯しておくことが大事です．

　1ヵ月以上にわたって薬を服用しなければならないときは，てんかんの病状や処方内容について主治医に紹介状を書いてもらいましょう．抗てんかん薬との飲み合わせが間違いないように薬を調節してもらいます．

　脳や神経の病気あるいは心の病気で受診する場合には，てんかんの主治医からの紹介状はとくに大切です．神経の薬や気分安定薬，睡眠薬にはてんかん発作に対する作用を持つものがあり，抗てんかん薬といっしょに服用すると好ましくない場合もあります．診察の結果や処方された薬は，てんかんの主治医にも正しく伝えるようにしましょう．

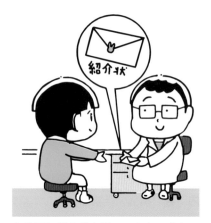

主治医に紹介状を書いてもらいましょう．

てんかん以外の手術を受けることになった場合も同様です．手術中や検査中に発作が起こらないように，また，手術のあとに口から薬を飲めない場合には注射や胃チューブで適切に薬を補ってもらえるように，麻酔医や執刀医とてんかんの主治医との連携に協力しましょう．

　身体の不調が続くとき，一見，てんかんと関係のないような症状でもてんかんと関連した症状であったり，抗てんかん薬の副作用であったりすることもあります．その一方，てんかんや抗てんかん薬に関係したものと思い込んでいるうちに，ほかの病気が進行してしまうこともあります．

　自己診断したり，自己判断で薬を調節したりせず，早めにかかりつけの病院を受診し，医師に正しく情報を伝えましょう．

［原　稔枝］

付　録

てんかんについて
もっと詳しく知りたい人のために

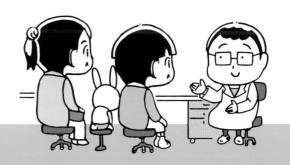

　てんかんは，症状や治療薬の選択も一人ひとり違い，多くは根気よく治療を続ける必要がある病気です．発作症状を改善し，その人らしく生活するためには，正しい知識を身につけ，積極的に治療に臨むことが大切です．そのためには，詳しい情報を得て，自ら治療に参加し納得のいく医療を受けることです．

どこでどのような情報が得られるでしょうか

　まず，主治医や病院関係者に，どんな小さなことでも疑問や不安，困っていることを質問し，一つひとつ解決することが大切です．てんかんQ＆A.19にもあるように，診察時間内に聞ききれなかったということもあるため，あらかじめ質問は書き出しておくとよいでしょう．そのときに，気になる発作などは言葉で伝えるのが難しいこともあるので動画で記録していくとよいでしょう．また，診察室の看護師などにこのような内容を聴きたいと伝え手助けをお願いしてみると聞きやすくなるかもしれません．病院で身近に相談できる人がいると心強く，有用な情報を得ることができるでしょう．

　全国的な規模で，日本てんかん協会という患者さんの会[1]やてんかんの学会（日本てんかん学会）[2]があります．そこでは多方面にわたるてんかんに関する情報・新たな情報がたくさん得られます．たとえば，てんかんに対する正しい知識，てんかん治療の最新情報，てんかんの脳外科治療，オーダーメイド医療，薬に関する知識，食事療法，てんかん学会情報，講演会の紹介，てんかんに関する専門書の紹介，社会サービスや制度相談窓口の紹介，地域の専門病院や患者会の紹介など，多岐にわたる情報や相談を受けることができます．

　患者さんの会で，同じような境遇にある人，経験のある人などと話し合える機会があると，病院では得られない情報を含め，多くを学ぶことができます．

　また，全国にてんかん専門病院やてんかんセンター[3]が増えつつあります．てんかん地域診療連携体制整備事業が平成27年度から開始され，てんかん診療拠点機関[4]が全国に広がりつつあります．拠点機関やてんかんセンターは発作の治療だけにとどまらず，多くの専門職が患者さんの社会生活や心理的・経済的な問題に助言や援助をしてくれます．また，市民公開講座などの啓発活動を行っていたり，ホームページ上にてんかんの情報を載せていたりしますので，情報の入手に役立つかもしれません[4,5]．

情報へのアクセス

　てんかんに関する情報は，書籍，雑誌，協会や学会の機関誌，各病院や協会・学会のホームペー

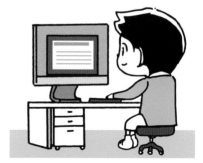

インターネットを通しててんかんに関する知識や情報を得ることができます．

ジなどを通じて得ることができます.

　静岡てんかん・神経医療センターには**てんかん情報センター**があり，てんかんに関する図書や雑誌，DVD の閲覧，またインターネットを通して患者さんが自由にてんかんに関する知識や情報を得ることができるようになっています．てんかん情報センターのホームページもありますので，ご利用ください[5].

文　献

　1）日本てんかん協会ホームページ. 〈https://www.jea-net.jp/〉（2021.2）
　2）日本てんかん学会ホームページ. 〈http://square.umin.ac.jp/jes/〉（2021.2）
　3）全国てんかんセンター協議会. 〈http://epilepsycenter.jp〉（2021.2）
　4）てんかん診療拠点機関のご案内〈https://www.ncnp.go.jp/epilepsy_center/place.html〉（2021.2）
　5）てんかん情報センター. 〈https://shizuokamind.hosp.go.jp/epilepsy-info.jp/〉（2021.2）

[谷津 直美]

2　てんかんのある人と出会う

　多くの方は，てんかんという診断に戸惑いを受け，てんかんを受け止めて向き合うまでに時間がかかります．てんかんとともに生きることを受け入れることができたとき，前向きに過ごすことができます.

出会いが勇気づけてくれる

　病気のある本人や家族はたくさんの不安や悩み，苦しみを抱えています．不安や悩みが起きたとき，誰かに話をしたいが，普通の人にはなかなか相談しにくい現状があるでしょう．同じてんかんのある人との出会いは，自分　人ではないという安心感を与えてくれます．自分と同じてんかんと闘っている仲間の苦悩や生き様を知り，頑張っている姿をみて，悩みを分かち合える心と心の絆を得ることができるでしょう．同じ

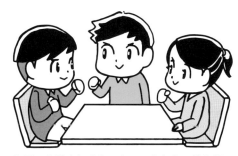

お互いを励まし合うことで，心と心の絆を得ることができるでしょう.

てんかんのある人同士であると，境遇をわかり合え，ためらいを乗り越えて何でも話せる気持ちにしてくれます．多くの人がどのように病気を受け止め，ショックをどのように克服し，病気にどのように向き合ってきたか，どのようなツールを使ってきたか，経験から様々な示唆を与えてくれると思います．共感してもらえる，うなずいてもらえる，理解してもらえる，つらい気持ちをわかってもらえる，知らない情報を交わし合える，励まし合えるなど前向きな姿勢に導いてくれることでしょう．自分に近い人たちとの出会いは，孤独ではないことを

実感し，病気に立ち向かう勇気を与えてくれることでしょう．

どのようなところで出会いがあるでしょうか

　かかりつけの病院で看護師や相談員を介した出会い，てんかん協会などを通しての患者さん同士の交流会や学習会・相談会・講演会へ出席することでの出会い，インターネットを利用しての患者さんとの出会い，てんかんのある人の体験録を通しての出会いなどが考えられます．自ら積極的に言葉を発することが大切です．多くの出会いのなかで経験や情報が交換され，仲間からの励ましで元気をもらい，今後の生活の力強い一歩になるでしょう．

どのような経験・情報の交換と出会いがあるでしょうか

　出会いのなかで得られる経験や情報には，てんかんに詳しい医師や病院の紹介，病気や治療についての情報，抗てんかん薬・新薬の情報，発達やリハビリテーションに関すること，学校生活や就労問題，病気の受容にいたるまでの苦労や乗り越えてきた過程，結婚，運転免許や社会生活に関すること，利用できる社会福祉制度など，多くのことがあります．

　仲間とのつながりのなかで，自分のことを話すことができ，身近に耳を傾けてくれる人がいることで心の支えを得たとき，てんかんがあっても，向上心を持って，自分に何ができるかを考えて行動していけるでしょう．

[谷津 直美]

てんかんQ&A.27

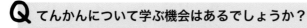

Q てんかんについて学ぶ機会はあるでしょうか？

A　てんかんの治療がうまく行われるためには，てんかんのある人や家族が病気を正しく知り，積極的に治療に参画することが大切です．てんかんのある人や家族が，てんかんについて学ぶ機会として下記のものがあります．

医師の診察

　医師との十分なコミュニケーションが基本です．自分の病気について質問してみるとよいでしょう．発作表，発作日記などのツールを用いることで医師とのコミュニケーションが効率的に進むことがあります．

書籍，パンフレット，ウェブサイト，講演会

これらは，比較的簡単にてんかんについての情報を得ることができるというメリットがあります．ただし，インターネット上の情報は必ずしも正しいものばかりとは限らないので，情報元が信頼できるものを利用しましょう．

看護師，薬剤師，ソーシャルワーカー，心理士，療育スタッフなどの専門職によるカウンセリング

てんかんのある人の個別の相談やケアには専門的知識が必要です．各地のてんかんセンターやてんかん専門病院のスタッフに相談してみるとよいでしょう．

当事者団体の相談・ピアカウンセリング

当事者団体では様々な情報提供，相談事業，ピアカウンセリングを行っています．付録3「てんかんのある人を支える人・団体」をご参照ください．

心理教育/患者学習

てんかんの心理教育/患者学習があります（**表1**）．病気の理解，服薬の意義，発作のリスク管理，感情や心理的ストレスの対処，具体的な生活技能の習得，自尊心や自己効力感，自己決定能力の回復など，医学的，心理社会的側面を含め，多岐にわたる内容が含まれます．

日本で受けられるてんかんの心理教育/患者学習プログラムは，てんかんのある人のための学習プログラム MOSES（Modular service package epilepsy, モーゼ

表1．てんかんの心理教育/患者学習の内容

・病気の理解
・感情や心理的ストレスの対処
・服薬の意義と管理
・抗てんかん薬の副作用と対処法
・生活習慣
・発作の自己コントロール
・発作の記録
・発作のリスクと制限・制約
・てんかんの検査方法
・予後
・小児の発達
・併存症
・社会面（自動車運転，就学，就労）
・妊娠・出産

表2. MOSES プログラム（1回60分，計8回）の実施例

1. てんかんとともに生きる1
てんかんが引き起こす感情を受け止め，表現する．てんかんのよりよい克服法を探る
2. てんかんとともに生きる2
てんかんはまれな病気ではなく，誰にでも生じうる
3. てんかんの疫学・基礎知識
てんかんの原因，発作はどのように生じるのか，どのような種類があるのか
4. てんかんの診断
大切な検査（脳波，MRIなど）とその意義，発作の記録
5. てんかんの治療
治療の目的，治療の方法，治療に積極的にかかわること
6. てんかんの自己コントロール・予後
発作の誘因を知る，発作を回避する
7. 心理社会的側面1
てんかんと生活，就労，免許，スポーツなど
8. 心理社会的側面2，てんかんのネットワーク
自分のてんかんをどう説明するか，支援やサポートの情報，自助グループなど

表3. famoses プログラム（1回60分，子ども計7回，家族計8回）の実施例

子ども	家族
1. 港，出会いと旅立ち	1. 出会い てんかんについての思いと感情
2. 岩の島（基礎知識）	2. 基礎知識 てんかんの頻度，原因，誘因，様々な発作とその対応
3. 火山の島（基礎知識）	3. 診断 病歴，診察，鑑別，今後どうなるのか？
4. 宝の島（診断）	4. 治療1 薬物治療，薬物以外の治療
5. キノコの島（治療）	5. 治療2
6. 休暇の島（てんかんについて話す）	6. 予後，発達 てんかんの経過，運動・認知・情緒・社会的発達
7. 灯台の島（てんかんの情報）	7. てんかんとともに生きる1 親・子・きょうだいの病気の体験
	8. てんかんとともに生きる2 家庭内での取り組み，病気の管理

ス）とてんかんのある子どもとその家族のための学習プログラム famoses（Modular service package epilepsy for family，ファモーゼス）があります．海外からの報告では，MOSES を受けた人は，てんかんの知識が増え，てんかんに対するコーピングが改善し，発作頻度が減り，副作用が軽減したと報告されています．また，famoses を受けた家族は，てんかんの知識が増え，コーピングが改善し，不安が軽減し，

子どもの自立への促しが向上することが示されています.

　静岡てんかん・神経医療センターでのMOSESプログラムとfamosesプログラムの実施例は**表2**，**表3**のとおりです.

　いずれのプログラムも，てんかんのある人（子ども），家族それぞれ数名〜10名前後の小さなグループで行われます. 複数のトレーナー（専門職）のガイドのもとにほかの参加者と意見を交換しつつ，テキストを使用しながら学習を深めます. 小グループで行うため，参加者同士が気兼ねなく経験を語ったり，トレーナーにわからないことを尋ねたりすることができます. 子どもは遊びを通しててんかんを学んでゆきます. 詳細はMOSES/famosesのホームページ http://mosesjapan.com をご参照ください.

[西田 拓司]

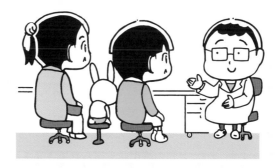

医師との十分なコミュニケーションが基本です.

3 てんかんのある人を支える人・団体

てんかん患者さんが抱える悩み

　人前で発作を起こすのではないか，発作を起こして受傷するのではないか，他人の目が気になる……そのような理由から，てんかんを持つ患者さんで，外出に消極的になったり，不安と緊張を持ちながら生活している方は今でも少なくありません. また，誤解や偏見を受けるのではないかと思い悩んでいる方も多いのではないかと思われます.

　様々な制度利用に加え，生活をしやすくするうえでも，安心して付き合える仲間づくりは大切です. そこで，ピアカウンセリングというシステムが役立ちます. ピアカウンセリングとは，同じ病気や障害など同じ環境や条件のもとに置かれた人々が，それぞれの悩みや困難をお互いの仲間に相談して，問題の解決を図ることをいいます. 専門家によるカウンセリングとは違い，より身近に共通の悩みを話し合える利点があります.

仲間の輪—当事者活動など—

　全国には，同じ病気を持つ仲間，同じ病気を持つ親の仲間がいます. てんかんの当事者を

中心とした団体として，日本てんかん協会（波の会）
があります．協会は患者さんや家族以外も入会でき
ますし，年次全国大会のほかに，各都道府県に支部
があり，青年部の活動や親の集いを行っています．
発作を心配せずに参加できる行事があり，病気と付
き合いながら，前向きに生きている仲間に会い，交
流することができますので，てんかんを学ぶきっか
けとなります．また，月刊の機関誌も送られてきます．

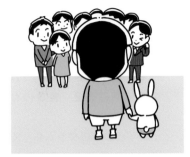

なかまが きっといるよ

全国には，同じ病気を持つ仲間，同
じ病気を持つ親の仲間がいます．

このほかにも疾患（症候群）や障害の特徴によっ
て様々な団体があります．たとえば，ドラベ症候群
患者家族会，ウエスト症候群家族会，滑脳症親の会，
スタージウェーバー家族の会，レット症候群親の会などがあります．また，心身障害児を持
つ親の組織として，全日本手をつなぐ育成会，全国肢体不自由児・者父母の会連合会，全国
重症心身障害児（者）を守る会などがあります．

高次脳機能障害のある方や発達障害のある方をサポートする団体も結成され，また法律も
整備されています．各当事者団体のほかに，高次脳機能障害には支援拠点機関が全都道府県
に設置されており，神経発達症（発達障害）には各都道府県や政令指定都市に発達障害者支
援センターの相談窓口が設けられています．

社会参加

社会参加の場をつくることによって，閉じ込もりがちな生活を避け，より豊かな人生を過
ごすことができます．社会参加の手がかりとして，まずは地元の相談機関に相談することを
お勧めします．全国的に相談事業が充実してきていますので，地元の市区町村の福祉課など
に問い合わせ，相談支援事業所を紹介してもらうなどの活用をお勧めします．

具体的な福祉サービスの利用にあたっては障害者手帳が必要となる場合もありますが，相
談だけであれば，手帳がなくても利用できます．上手に社会資源を利用するために，活動内
容，雰囲気，主催者の人柄や資格を見極めて，自身のニーズに合う資源・活動を選ぶことが
大切です．そのために情報には常に敏感でいてください．

[堀 友輔]

4 災害に備えて

災害が起きた場合，まず身を守ることから始まります．食料等の備蓄，非常持ち出し品，
避難の方法，支援の要請，避難の前に行うことなどは，常日頃から準備・訓練しておきましょ
う．

てんかんという病気に関連してとくに大切な事柄は以下のとおりです．

予備の薬を持つ

　まず第1に，主治医と相談して，内服薬を2〜4週間分，普段から予備として持っておくことが勧められます．薬が突然切れてしまうと，強い発作が起きるおそれがあります．家庭以外で被災する場合を考え，学校，職場などに分散して保管することも大切です．

　病院が被災して主治医と連絡が取れない，あるいは交通手段がなくて受診できないような場合，かかりつけ以外の医療機関・薬局でも薬がもらえたり，費用や手続きが免除される救済措置がとられる可能性があります．避難所や避難先の医療スタッフや医療ボランティアにたずねてみましょう．あるいは，広域のてんかん災害支援活動（日本てんかん協会や日本てんかん学会やてんかんセンター）を探して，電話などで相談してみることもできます．

　静岡てんかん・神経医療センターは支援のためのホットライン[1] を常設しています（てんかんホットライン：tel 054-246-4618）.

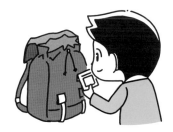

予備の薬や保険証のコピーなど，いつでも持ち出せるように準備しておきましょう.

病気の情報を持つ

　ただし，主治医以外の病院を受診したり，上記の災害支援を受ける場合には，病気の情報が必要です．

　したがって第2に大切なことは，いつでも病気に関する情報を提供できるように準備しておくことです．このためには，内服薬を正確に記載した書類やおくすり手帳，保険証・診察券のコピーを，2〜3日分の薬といっしょにセットして，いつでも持ち出せるようにしておくとよいでしょう．緊急カード[2]（日本てんかん協会）や病気の記録[3] は病状の説明に役だちます．

避難生活

　避難先では，慣れない環境での生活にかなりのストレスが生じますが，発作の誘因となることをできるだけ避けて過ごしてください．発作の様子がいつもと違う場合には医療スタッフに相談しましょう．ここでも緊急カードや病気の記録が役立ちます．必要であれば福祉避難所についてたずねてみてください．

　てんかんの災害支援活動は必ず行われます．パ

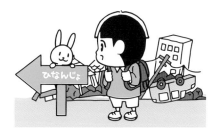

わからないことがあれば，避難所や避難先の医療スタッフに聞いてみましょう.

ンフレットやラジオ，テレビ，インターネットでてんかんに関する情報を得ることができます．

　災害に備えた対策や，災害が起きたときの対応，避難先での生活，情報の求め方などについては，日本てんかん協会発行の「災害対応ガイドブック」[2] が参考になります．

文　献

1）てんかんホットライン：〈https://shizuokamind.hosp.go.jp/contact-address/#c3〉（2021/2）
2）日本てんかん協会ホームページ：お役立ちテキストダウンロード：てんかんのある人と家族のための災害対応ガイドブック，緊急カード（災害対応版）．〈https://www.jea-net.jp/useful〉（2021/2）
3）てんかん情報センター：発作ノート．〈https://shizuokamind.hosp.go.jp/epilepsy-info/news/n2-10/〉（2021/2）

[井上　有史]

てんかん児の生活指導表

年　　月　　日

診断名：＿＿＿＿＿　　氏名：＿＿＿＿＿　　年　　月　　日生　　医療機関：＿＿＿＿＿　　医師：＿＿＿＿＿　印

		学校での運動（体育，休み時間，部活動など）				体育実技以外の教科	学校行事，その他の部活動
危険度		低い（臥位，座位）	普通（立位，歩行）	高い（走る，跳ぶなど）	非常に高い（泳ぐ，高所など）		
幼稚園／学校生活規則面からの区分	幼児	座っての学習 砂遊び 童歌遊び	簡単な体操 リズム体操 行進 ボールの投げっこ 跳びっこ マット遊び 手押し車	リレー遊び かけっこ 円形ドッジボール 玉当て 滑り台 シーソー	プールの中での水遊び 低鉄棒遊び 登り棒，木登り ジャングルジム ブランコ	大きな機械，危険な薬品，火器，刃物などを使う学習は，非常に高い危険度に準ずる．　給食で熱いものを運搬中，食事中は，高い危険度に準ずる．	1. 児童生徒会活動　A,B は可*，C,D は可 2. 給食当番，清掃　A は禁*，B は可*，　C,D は可 3. 朝会やその他の集会　A は可*，B,C,D は可 4. 運動会，体育祭，球技大会，水泳大会（記録会）　左記に準ず 5. 遠足，見学，移動教室　A は禁*，B は可*，　C,D は可 6. 林間学校，修学旅行　A,B は禁*，C は可*，D は可 7. 臨海学校　A,B,C は禁*，D は可* 8. 野外活動（水泳，登山など），部活動の合宿などの参加については，特に医師との協議が必要 9. その他の注意を要する活動　階段は A,B は禁*　入浴は A,B,C は禁* 注意：スポーツテスト(注)は内容により危険度を判断する
	小学校1・3・2・4年	座っての学習 腕立て伏せ	簡単な体操 リズム体操 行進 持久走（マラソン） 縄跳び	短距離走 幅跳び 高飛び 跳箱遊び マット運動 ラインサッカー スポーツテスト(注)	水泳 鉄棒 自転車 相撲遊び		
	小学校5・6年，中学校，高校	座っての学習	簡単な体操 ダンス 遅いランニング 持久走（マラソン） 行進 縄跳び ハイキング テニス バドミントン 卓球	短距離走 リレー 障害走 走り幅跳び 走り高飛び 器械体操 野球 ソフトボール ドッジボール ハンドボール バスケットボール バレーボール サッカー 弓道 剣道 スポーツテスト(注)	水泳（特に潜水） 登山 自転車 柔道 レスリング 相撲 ボクシング ラグビー アメリカンフットボール スキー アイスホッケー スケート ローラースケート		

		低い	普通	高い	非常に高い	
A	個人 集団	可 可*	可* 禁*	禁* 禁	禁* 禁	その他 1. 予防接種　2～3ヵ月経過が良ければ，原則的にはすべての接種可能．　ただし，担当医と相談する． 2. 現在の処方（　　年　　月　　日）
B	個人 集団	可 可	可 可*	可* 禁*	禁* 禁	
C	個人 集団	可 可	可 可	可 可*	禁* 禁*	
D	個人 集団	可 可	可 可	可 可	可 可	

指導区分：
可　：制限なし
可*：気をつけて監視
禁*：家族の強い希望があれば，厳重な監視のもとでのみ可
禁　：禁止

個人と集団の区別：
個人：1対1で付き添ってする
集団：4人以上の学級で一緒にする

指導区分決定のめやす：

代表的発作症状	倒れる発作	意識混濁し，動作が調節できない（例：動き回る）	意識清明で，身体を支えきれる
主な発作型	強直間代発作 二次性全般発作	欠神発作 複雑部分発作	単純部分発作
指導区分 A B C D	1回/日以上 1回/日〜1回/月 1回/月〜1回/2年 2年以上発作なし	対象外 1回/日以上 1回/日〜1回/月 1ヵ月以上発作なし	対象外 対象外 1回/月以上 1ヵ月以上発作なし

その他の配慮事項：
1) てんかん重積
2) 発作の誘因　過呼吸，音，光，驚き，興奮
3) 発作の時刻　睡眠時，起床直後
4) 運動障害の程度　独歩，伝い歩き，立ち上がる，這う，寝返る，臥位

利用上の注意：
　この生活指導表はてんかん児が安全にすべての活動に参加することを考えて，そのために最低限配慮すべき目安を示したものである．実際にはてんかん児の発作の実態，具体的な活動内容，監視や介助の態勢などの生活場面を考慮して，関係者と十分に情報交換をして，一人ひとりの子どもに合わせて，担当医が修正・加筆して，随時実状に合ったものにして使用される．

図1．てんかん児の生活指導表

［長尾秀夫：てんかん児の生活支援と看護．小児看護 **30**：178-185，2007 より許諾を得て転載］

付録

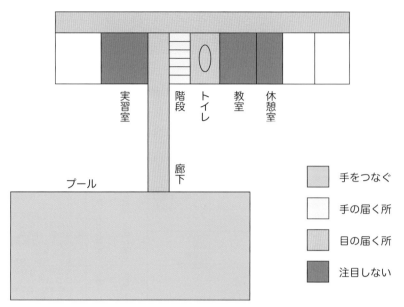

図 2. てんかん児の生活安全地図の例

［長尾秀夫：てんかん児の生活支援と看護．小児看護 **30**：178-185，2007 より許諾を得て転載］

新てんかんテキスト
―てんかんと向き合うための本―

さくいん

新 てんかんテキスト（改訂第 2 版）—てんかんと向き合うための本

2012 年 5 月 5 日　第 1 版第 1 刷発行	編集者　井上有史，池田　仁
2018 年 9 月 30 日　第 1 版第 4 刷発行	発行者　小立健太
2021 年 10 月 5 日　改訂第 2 版発行	発行所　株式会社 南江堂
	〒113-8410 東京都文京区本郷三丁目 42 番 6 号
	☎（出版）03-3811-7236（営業）03-3811-7239
	ホームページ https://www.nankodo.co.jp/
	印刷・製本 小宮山印刷工業
	装丁・本文イラスト 渡邉真介

Textbook of Epilepsy: 2nd Edition —a guide to coping
Ⓒ Nankodo Co., Ltd., 2021